FM練習帳Ⅱ

脳損傷のリハビリテーションのための方法
# 見る注意力の練習帳シリーズ

編 集
TBIリハビリテーション研究所
NPO法人）TBIリハビリテーションセンター
FM：藤井 正子

株式会社 新興医学出版社

編 集

TBIリハビリテーション研究所
藤井 正子


著 者

TBIリハビリテーション研究所
子日 とも

TBIリハビリテーション研究所
藤井 正子

国立精神・神経センター　精神保健研究所　成人精神保健部
松岡 恵子

# この練習帳の使用について

1. 練習帳の目的
この練習帳は、外傷性脳損傷後の認知リハビリテーションを目的として開発されました。練習帳を使用することにより、以下の効果が期待できます。
- 仕事に集中できるようになる
- 本や読み物がもっと楽しく読めるようになる
- 買い物や家事での間違いが少なくなる
- うっかりミスが減る

実際に使用した例の紹介は、新興医学出版社刊「認知リハビリテーション2001」「認知リハビリテーション2002」に掲載しています。

2. 練習帳の使用者
この練習帳は、外傷性脳損傷後の高次機能障害のうち、特に注意力の改善をねらいとしており、注意力に障害がある方が用いることによって、効果が期待できます。ただし、練習帳による訓練には最低限の注意力が必要とされるので、この練習帳が難しすぎる方がいるかもしれません。この練習帳が難しいという方、あるいは逆に易しすぎるという方には、製作者にご一報いただければ、他の適切な練習帳をお分けできます。下記の住所・電話もしくはE-mailにてご連絡ください。

3. 練習帳の使用方法
この練習帳は、自分で毎日やることを基本方針にしています。効果を上げるために、この点は是非守ってください。1日の中で、注意を集中できる時間帯に、雑音の少ない環境で行うとよいでしょう。練習帳の後ろには、得点予想の項が設けてありますので、採点してみましょう。練習帳の実際の得点が、予想を大きく下回る場合には、認知機能不全に対する自己認識が足りないかもしれません。このような場合には、日常生活の中でのミスや失敗が多いことがありますので、自分を振り返るための目安として活用しましょう。


ご質問、ご相談は、下記にご連絡ください。

〒110-0008
台東区池之端4-10-10
TBIリハビリテーション研究所内
NPO法人）TBIリハビリテーションセンター
TEL/FAX：03-3823-2021
E-mail：tbirehab@hotmail.com
ウェブサイト：http://homepage3.nifty.com/tbi/

# 見る注意力の練習帳 Ⅰ　採点の手引き

（この採点方法は、あくまでも一つの目安です。各自、工夫して採点するのも一つの試みです。）

| 練習1 | かな文字読み取り | 数が合っていたら10点、あとは0点 |
|---|---|---|
| 練習2 | 数字読み取り | 数が合っていたら10点、あとは0点 |
| 練習3 | 文字選択 | 数が合っていたら各5点、あとは0点 |
| 練習4 | 図形選択 | 全部できたら10点、各1点 |
| 練習5 | 単語の文字選択 | 全部できたら10点、各1点 |
| 練習6 | 数選択 | 数が合っていたら各5点、あとは0点 |
| 練習7 | 同じ図形 | 全部できたら10点、2つ間違いにつき1点減点 |
| 練習8 | 書き写し | 全部書けていたら10点、10個間違いにつき1点減点、全然書いていない△は、中央4点、上下3点減点 |
| 練習9 | 絵の写し | 全部できたら10点、3つ間違いにつき1点減点 |
| 練習10 | 図の部分選び | 正確な数で5点、色塗り完成で5点 |
| 練習11 | へん選び | 全部できたら5点、選び損ない2つにつき1点減点 |

# 見る注意力の練習帳 Ⅱ　採点の手引き

（この採点方法は、あくまでも一つの目安です。各自、工夫して採点するのも一つの試みです。）

| | | |
|---|---|---|
| 練習 12 | カード選択 | 月曜日は採点なし<br>火曜日から金曜日は、全部できたら10点、<br>半分以上できたら5点、あとは0点 |
| 練習 13 | ポスタルガイド | 全部できたら10点、半分（1題）できたら5点、<br>あとは0点 |
| 練習 14 | 迷路 | 迷路ができたら10点、できなかったら0点 |
| 練習 15 | 図形と線 | 全部できたら10点、半分（1題）できたら5点、<br>あとは0点 |
| 練習 16 | 同じ景色 | できたら10点、できなかったら0点 |
| 練習 17 | 分類 | 全部できたら10点、半分以上できたら5点、あとは0点 |
| 練習 18 | 漢字書き取り | 全部できたら10点、半分（1題）できたら5点、<br>あとは0点 |
| 練習 19 | 郵便を出す | 全部できたら10点、半分以上できたら5点、あとは0点 |
| 練習 20 | 模様 | 全部できたら5点、できなかったら0点 |
| 練習 21 | 新聞から | 広告をいくつか貼れたら5点、作品にテーマがついたら5点、<br>知っておいてよい情報を書きだせたら5点 |

# 見る注意力の練習帳 Ⅲ　採点の手引き
（この採点方法は、あくまでも一つの目安です。各自、工夫して採点するのも一つの試みです。）

| | | |
|---|---|---|
| 練習22 | 言葉選び | 全部できたら10点、半分（1題）以上できたら5点、あとは0点 |
| 練習23 | 身近な素材を見て書く | 全部できたら10点、半分（1題）以上できたら5点、あとは0点 |
| 練習24 | 計算問題 | 全部できたら10点、半分（1題）以上できたら5点、あとは0点 |
| 練習25 | 記号の写し | 全部できたら10点、1つ間違いにつき1点減点、水曜日は、1問間違いにつき2点減点 |
| 練習26 | 記号選び | 全部できたら10点、半分以上できたら5点、あとは0点 |
| 練習27 | ぬり絵 | 全部できたら10点、半分以上できたら5点、あとは0点 |
| 練習28 | 組み合わせ | 全部できたら20点、図形の数によって採点を決め、図形が完成しなかった場合は0点 |
| 練習29 | 文章問題 | 完成度によって採点、全部できたら10点、半分以上できたら5点、あとは0点 |
| 練習30 | 地図のマーク | ほとんどマーク（1−2個の落としはよい）したら10点、10個以上マークしたら5点、あとは0点 |

# 見る注意力の練習帳 Ⅳ　採点の手引き
（この採点方法は、あくまでも一つの目安です。各自、工夫して採点するのも一つの試みです。）

| | | |
|---|---|---|
| 練習31 | 図形探し | 全部できたら10点、半分以上できたら5点、あとは0点 |
| 練習32 | 読み書き取り | 全部できたら10点、半分以上できたら5点、あとは0点 |
| 練習33 | 図形の写し | 全部できたら10点、半分以上できたら5点、あとは0点 |
| 練習34 | 太さ選び | 全部できたら10点、半分以上できたら5点、あとは0点 |
| 練習35 | 言葉選び | 赤い丸の完成は2点、質問の解答は各4点 |
| 練習36 | 文字拾い | 全部できたら10点、半分以上できたら5点、あとは0点 |
| 練習37 | 書き写し | 全部できたら10点、半分以上できたら5点、あとは0点 |
| 練習38 | 文字埋め | 全部できたら10点、半分以上できたら5点、あとは0点 |
| 練習39 | 足し算 | 全部できたら20点、半分以上できたら5点、あとは0点 |
| 練習40 | 注意力のまとめ | 採点の対象にしない |

©2004　　　　　　　　　　　　　　　　　　　　　　　　　第1版発行　2004年2月25日

FM練習帳Ⅱ
脳損傷のリハビリテーションのための方法
見る注意力の練習帳Ⅰ. Ⅱ. Ⅲ. Ⅳ

編集　　藤井　正子

（定価はケースに表示してあります）

発行所　　株式会社新興医学出版社
発行者　　服部　秀夫

〒113-0033　東京都文京区本郷6-26-8
TEL 03-3816-2853
FAX 03-3816-2895
E-mail shinkoh@vc-net.ne.jp
URL http://www3.vc-net.ne.jp/~shinkoh

〈検印廃止〉

印刷　株式会社 藤美社　　　　ISBN4-88002-625-5　　　　郵便振替　00120-8-191625

FM練習帳

**脳損傷のリハビリテーションのための方法**
**TBIリハビリテーション研究所　子日とも　藤井正子**

---

# 見る注意力の練習帳　Ⅰ

氏　名　_____

実施日　　　　年　　　　月　　　　日　から
　　　　　　　年　　　　月　　　　日　まで

# 内 容

**第1週**

覚え書き

練習1　　かな文字読み取り

練習2　　数字読み取り

練習3　　文字選択

練習4　　図形選択

練習5　　単語の文字選択

練習6　　数選択

練習7　　同じ図形

練習8　　書き写し

練習9　　絵の写し

練習10　図の部分選び

練習11　へん選び

練習の自己評価

## 覚え書き

- 練習は最も1日のうちで集中できるときを選んでやるようにしましょう。
- 集中力がなくなったらやめてもよいですが、あとでまた始めましょう。
- 各練習の（　）内の予定時間は一つの目安です。最初の練習帳は自分のペースでやり、次は時間を気にしてやることもよい考えです。
- 練習終了後、貴方が100点満点でどのくらいできたか予想して書いて下さい。

## 月曜日の練習　　準備するもの：鉛筆かペン、色鉛筆、タイマー

月曜日の練習1（5分）　　かな文字読み取り

次のページをみて下さい。左列の1番上の文字と右列の1番上の文字を大きな声で読んで下さい。ついで左列の2番目の文字と右列の2番目の文字を読んでいきましょう。同じように下まで読んでいって下さい。できるだけ速く正確にやりましょう。やりやすいように定規を使ってはいけません。あなたの目だけを使いましょう。また、左右が同じ文字の組み合わせが何組あったか数えて、下の（　）の内に書きましょう。

だしまいるがしがつからほんとうかはくぶつかんもかいかんするようなじゅうほうだ

いままでものべるでんしはんぶつかんはいんたねとをつうじてるおくのじゅうほうを

(　　　組)

## 月曜日の練習2（5分）　数字読み取り

次のページをみて下さい。練習1と同じように左の数字と右の数字を間違いなく大きな声で読みましょう。ずっと下まで読んでいって下さい。左右の順番をずらしてはいけません。左右が同じ数字の組み合わせが何組あったか数えて、下の（　）の内に書きましょう。

| | |
|---|---|
| 5 | 8 |
| 8 | 7 |
| 3 | 54 |
| 9 | 4 |
| 27 | 1 |
| 4 | 4 |
| 0 | 3 |
| 2 | 2 |
| 5 | 9 |
| 3 | 4 |
| 2 | 4 |
| 5 | 3 |
| 67 | 2 |
| 9 | 9 |
| 5 | 4 |
| 8 | 1 |
| 1 | 6 |
| 4 | 9 |
| 2 | 3 |
| 8 | 8 |
| 6 | 5 |
| 9 | 1 |
| 4 | 2 |
| 6 | 4 |
| 1 | 7 |
| 4 | 5 |
| 61 | 4 |
| 4 | 4 |
| 8 | 8 |
| 7 | 51 |
| 2 | 1 |
| 5 | 9 |

(　　　組)

# 月曜日の練習3（5分）　　文字選択

シート1と2にはたくさんの文字が書いてあります。Aの文字をみつけたらそれを○で囲んで下さい。これをできるだけ速やかにやって下さい。シート1、2を両方終えたら、それぞれ○をつけたAの数を数えて下の（　）の内に書きましょう。

シート1

TFRGYUHIJAQWSEZDPOMLKJIH
UPEWSDFCGPYUHJPOKIJUHYGP
EDSWAQPJNBHVGCFXDPIJUHYG
TFREDPLKJHGFDSAPIUYTREWP
PJHGFDPPMNBVCPHYGTPIUYPA
QWSEDPSZXDCFVPCVBNPSDFGP
WERTYPKJHGPASDFGPTGBPRFD
PUJMPTGBPYHNPWSXPPUJMPOL
PQWERTYUPJHGFDSPQETPUFXP

（　　　個）

シート2

N J H Y T R D F G Y H P P O J I H U G V F P K J N B H G
V P T R P M N B P H J G F P U Y T R P K J H G F P T F R
P L K J H G P B N V C P U Y T R P K J H P F D S A P W E
P C X P G F D P K J H G P I U Y P L K J H G F P N B V C
P L K J H G P I U Y T R P J H G F P P K J H P I U Y K L
J H P L K J H G P I U Y T P J H G F D P T R E P F E S P
K J H G F P P K M N J B H V G C F Z S X D C F V G P A W
S E D R F P Q W E A S D X P R F D G C V P T Y G H V B P
U I J K P Y G H B P I J K M P M N B J H G Y P V C D S E
W P N B V G F R P J H Y P M N J B H G P C X Z S A P O I
U P O L K J H P O I U Y L P K M N P V C X D H G P Q W E
A S D X P Q W A E S Z D P Y G H B P I U J K P E F D C G
P H J P J H U Y G T F R E P Q W S E R F T P Q A W S E D
T R F P Z S X D C F V G B H P Z S X D C F V G B H P Q W
S E D R P Y U I O K P K J H G P K M J N B H G P U Y T R

（　　　個）

# 月曜日の練習4（5分）　図形選択

下にある図形は丸のなかに納まっているものと離れてしまっているものが混ざっています。　同じ形を線で結び、そのセットの数を下の（　）の内に書きましょう。ただし、関係のない図形も含まれています。

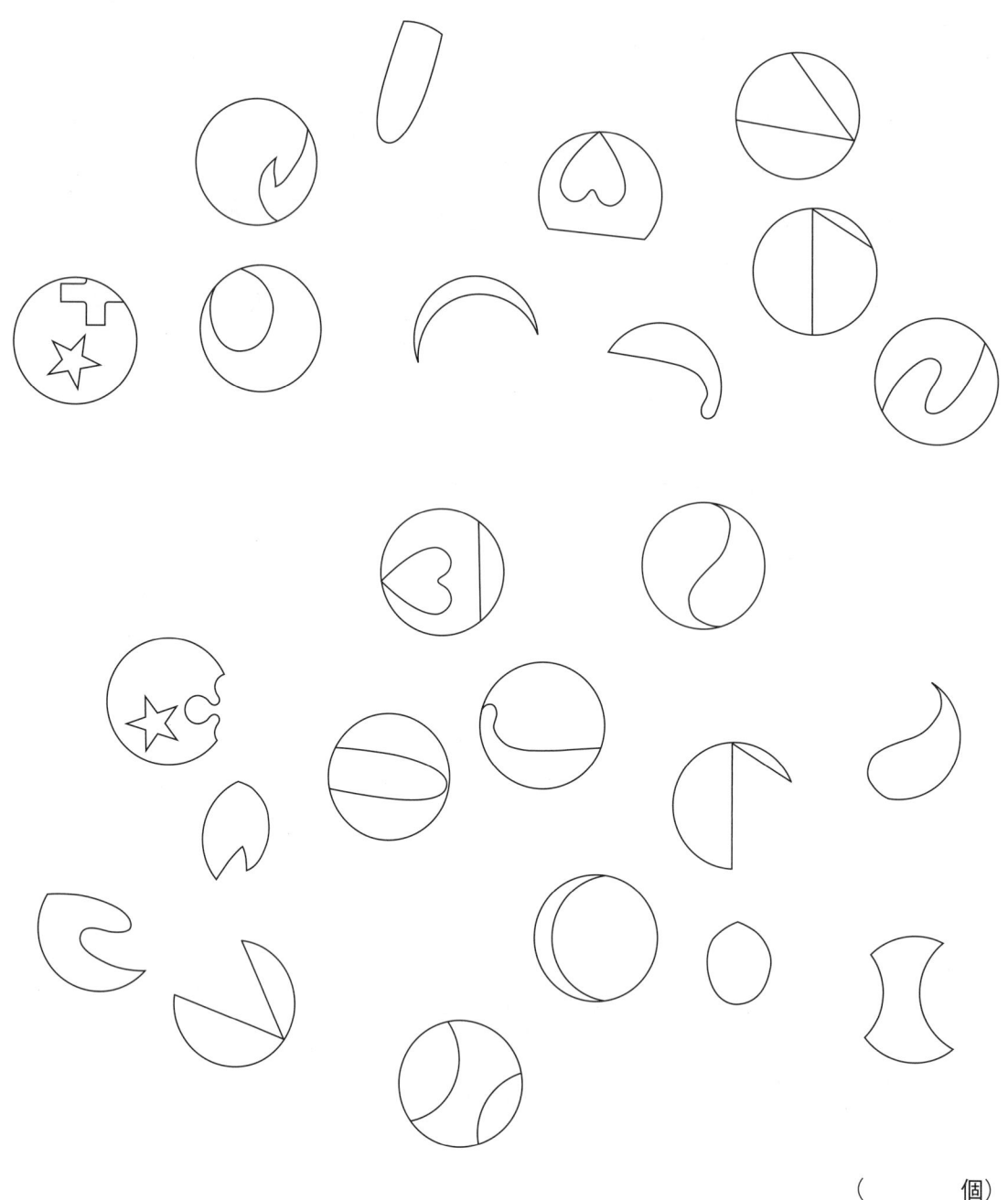

（　　　個）

# 月曜日の練習5（5分）　単語の文字選択

数字の右側にある単語を見て下さい。その下に並べてある文字列を見て、上の単語にふくまれる文字を10個だけ消しましょう。10個以上ありますが、消すのは10個だけにして下さい。

1. きじゅん
   あきたきねぱたじんゆたきなあんきをまんてっゆきぽんじなも

2. ゆうびん
   ゆうかんたぺきじんびうゆぱてしぽらではんにこてぺいあびん

3. こだいいせき
   めせきろてはいゆぱこしだいぺぺぼだいこれせぴこいだとし

4. こうきょう
   こきこししちうきぱめはにうょきめなうへいちすこきおをま

5. オリンピック
   オアニオカパシピヴヴェチョンオィソピックジリアックレク

6. りったい
   りいふぁてりもっといけったりこふぁぬいりずてこりもこた

7. めいじいしん
   いじたりいしめたしいたこにしんこすもじししぬめぺいんと

8. イースターとう
   オケマースヴォコエヂシぱおともおううートタススミという

9. ざしきわらし
   わらおふぁざきぬはらわ　ちょかししもなざざちがしわきし

10. あまのがわ
    まわたきがわあこにのにへままこふぁさののこわまわしとも

13

## 月曜日の練習6（5分）　　数選択

下に書いてあるたくさんの数を見て下さい。7を見つけたら○で囲んで下さい。これをできるだけ速くやって下さい。シート1、シート2を両方終えたら、それぞれ○を付けた7の数を数えて下の（　）の内に書きましょう。

シート1

175638463544928364624344938465623

4387463464837473546483947290856

89487620934875602938476094876543

34567890876543245678436463728364

8372983765428347928374928374982

4338462735474659489376683749583492

6364142337183658385069485756353153

547395867298374561291827364127654

412398761263549187365981746509875

23412341234198765981274650918234876

5156437410983548716253984716209487

12035123495872634765340581682764527

(　　　個)

シート2

2 9 4 8 7 5 6 2 9 8 4 7 6 5 9 2 8 7 1 6 0 9 2 3
8 4 1 9 8 3 7 6 4 9 8 1 7 6 3 0 8 9 5 7 0 2 9 1 8 4
7 5 9 8 2 7 4 6 8 7 5 6 2 0 9 4 1 7 8 3 4 6 9 1 9 8
7 6 4 9 8 7 1 6 9 8 7 6 9 8 7 6 9 8 7 6 9 8 7 6 8 7
1 9 8 3 7 4 9 8 7 1 6 3 8 9 7 6 4 9 8 7 6 1 9 8 7 6
4 9 8 7 1 9 8 7 6 4 9 8 7 6 1 8 9 7 6 4 9 8 7 1 9 8
7 4 9 8 7 1 3 8 9 7 6 1 9 8 7 3 4 9 8 1 7 6 3 9 8 7
4 1 9 8 7 9 8 3 7 4 8 6 7 2 8 7 6 4 5 8 7 6 1 2 7 1
3 8 7 6 4 1 7 6 4 9 8 7 1 6 3 8 9 7 4 8 9 1 7 6 3 4
7 6 1 5 8 7 6 4 8 7 6 1 5 3 8 7 6 4 5 7 6 5 1 9 8 7
4 1 3 9 8 7 4 1 9 8 7 6 4 9 8 7 1 9 8 2 7 6 3 4 9 8
7 6 1 9 8 7 6 4 9 8 7 1 3 7 6 5 4 7 6 2 8 4 7 6 1 9
3 8 7 4 1 3 7 8 6 4 5 8 7 1 6 5 4 8 7 1 6 5 3 6 5 4
1 6 7 3 4 5 8 7 1 6 5 3 8 7 6 4 5 1 1 3 7 6 4 5 8 1
7 6 5 3 7 6 4 5 1 8 7 6 5 2 4 7 1 5 3 8 7 6 5 4 8 7
6 1 8 7 6 4 2 3 8 6 4 5 1 7 3 6 5 4 7 6 1 8 7 6 4 5
8 1 7 6 2 5 4 1 3 8 7 6 4 5 1 8 7 2 6 5 4 8 7 1 6 5

(　　　個)

# 月曜日の練習7（5分）　同じ図形

右側に並んでいる図形と同じものを、左側の図形から見つけて同じ番号をふりましょう。

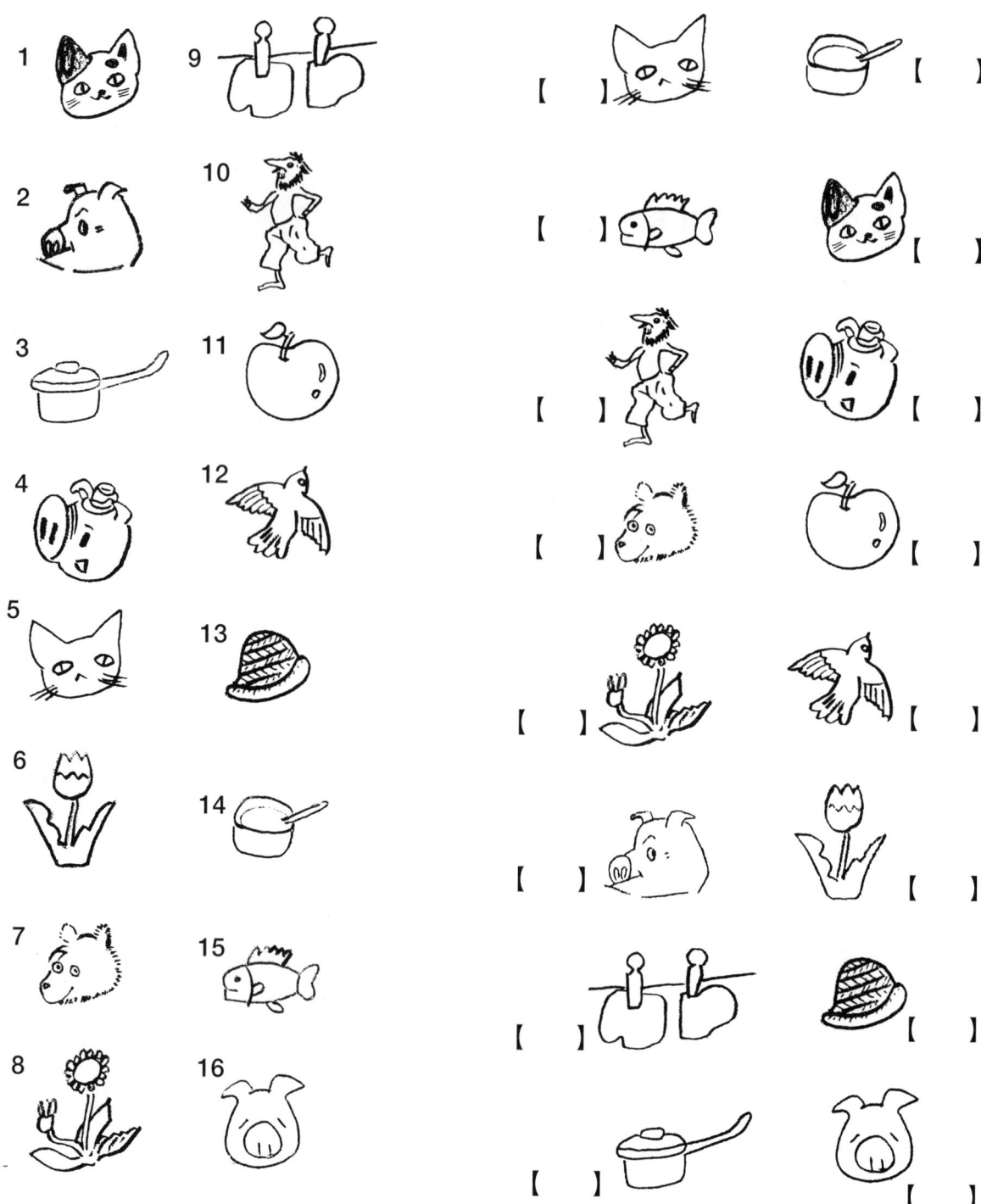

月曜日の練習8（5分）　書き写し

左側の三角形の中に見える文字を右側の三角形の中に正確に書き写して下さい。間違いもすべて同じようになるべく速く写しましょう。

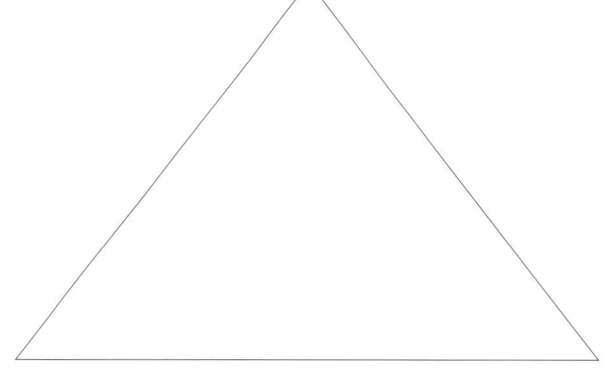

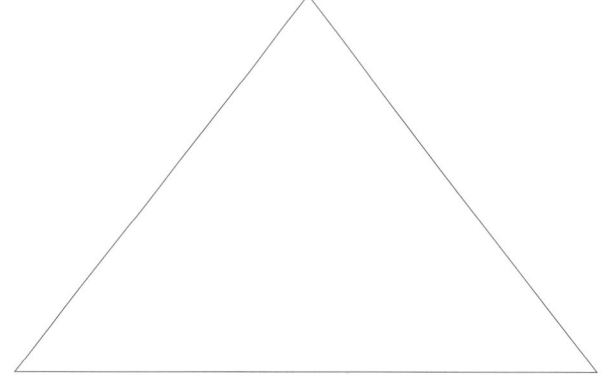

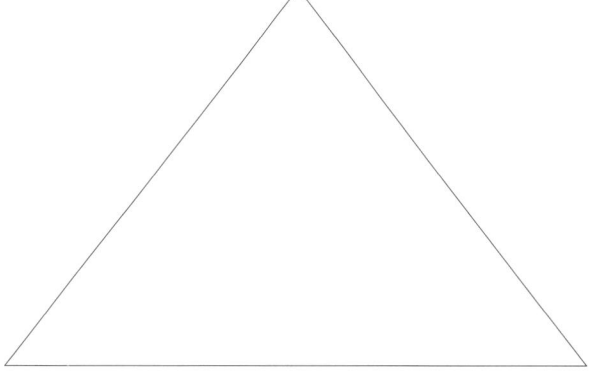

## 月曜日の練習9（10分）　絵の写し

下の中央にある模様を、その左右の空いた枠の中に速やかに写しましょう。両側の枠に写すことを忘れないこと。

## 月曜日の練習10（5分）　図の部分選び

下の図形で2つの図形が重なっている部分に色を塗りましょう。塗り終わったらその部分の点をすべて数えて下の（　）の内に書きましょう。

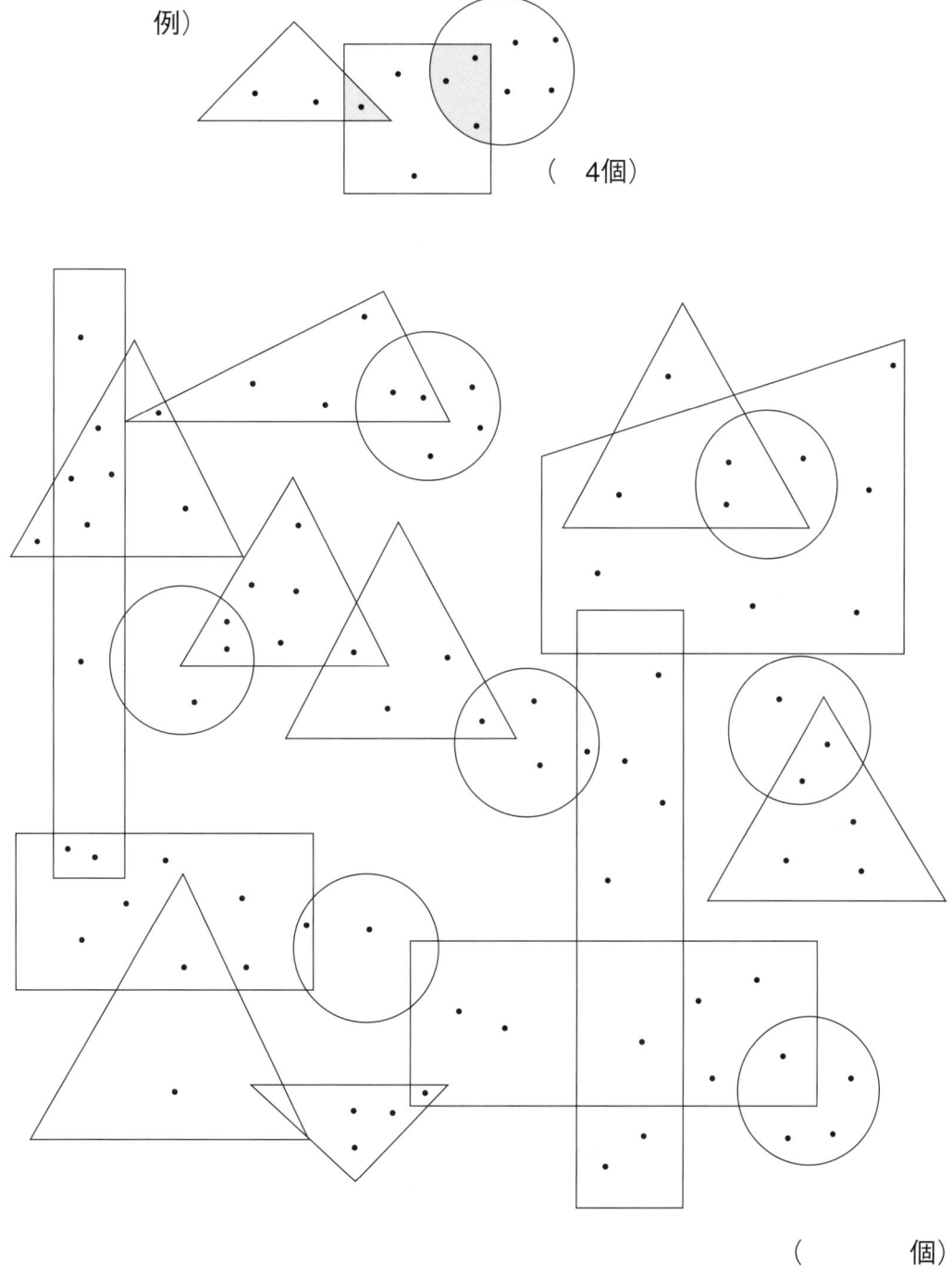

例）　　　　　　　　　　　　（　4個）

（　　　個）

## 月曜日の練習11（5分）　へん選び

次にかではじまる漢字が並んでいます。そのへんが下の見本の文字のようにさんずいのものを選び出して斜めの線を引きましょう。終わったら、線を引いた漢字の数を数えて下の（　）の内に書きましょう。


見本　　注（ちゅう）　沫（まつ）　港（こう）


火　科　窩　科　花　化　下　香　課　可　家　価　過　蚊　果
架　顆　仮　華　加　荷　寡　佳　袈　嘉　瓜　果　個　過　箇
貨　鹿　夏　歌　稼　渦　何　暇　嫁　禍　苛　河　伽　霞　菓
掛　禾　鍋　榎　樺　貝　会　回　階　海　界　解　開　塊　灰
介　潰　快　戒　改　壊　怪　械　悔　絵　戎　蟹　廻　皆　拐
懐　堺　晦　恢　顔　柿　核　角　格　閣　殻　各　掻　隔　拡
覚　郭　確　革　獲　穫　廓　較　撹　冠　間　感　官　館　管
寒　巻　観　缶　完　刊　患　勘　滑　活　環　艦　棺　汗　肝
看　寛　監　菅　陥　甘　幹　歓　関　還　韓　勧　漢　喚　乾
貫　簡　慣　閑　函　堪　換　緩　憾　敢　潅　柑　神　舘　甲


（　　　　個）

## 練習の自己評価

今日の練習は100点満点で何点位になりますか？予想して書きましょう。

今日の練習はどうでしたか？下の項目で該当するものに○をつけて下さい。いくつ○をつけてもかまいません。

1. 楽しかった。

2. やるのが少し面倒くさかった。

3. 途中で嫌になった。

4. 途中で嫌になったが、我慢してやった。

5. 途中で嫌になったが、休んでまたやった。

6. 誰かと一緒にやると、もっと楽しいだろうと思った。

7. やり終わったら、とても疲れた。

その他感じたことを何でも書きましょう。

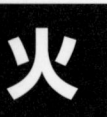

# 火曜日の練習　　準備するもの：鉛筆かペン、色鉛筆、タイマー

火曜日の練習1（5分）　　かな文字読み取り

次のページをみて下さい。左列の1番上の文字と右列の1番上の文字を大きな声で読んで下さい。ついで左列の2番目の文字と右列の2番目の文字を読んでいきましょう。同じように下まで読んでいって下さい。できるだけ速く正確にやりましょう。やりやすいように定規を使ってはいけません。あなたの目だけを使いましょう。また、左右が同じ文字の組み合わせが何組あったか数えて、下の（　）の内に書きましょう。

あいだにかんけいをむすびそのかんけいのほじとのためにもじようであることだ

ことばにはたんにじゅうほうをでんたつするものとしてのやくわりだけでなくひとの

（　　　組）

## 火曜日の練習2（5分）　　数字読み取り

次のページをみて下さい。練習1と同じように左の数字と右の数字を間違いなく大きな声で読みましょう。ずっと下まで読んでいって下さい。左右の順番をずらしてはいけません。左右が同じ数字の組み合わせが何組あったか数えて、下の（　）の内に書きましょう。

| | |
|---|---|
| 4 | 1 |
| 2 | 8 |
| 4 | 5 |
| 1 | 6 |
| 9 | 2 |
| 6 | 7 |
| 8 | 1 |
| 5 | 9 |
| 1 | 4 |
| 5 | 6 |
| 5 | 1 |
| 8 | 6 |
| 7 | 5 |
| 2 | 2 |
| 5 | 7 |
| 7 | 1 |
| 3 | 8 |
| 9 | 5 |
| 4 | 0 |
| 11 | 3 |
| 6 | 12 |
| 4 | 9 |
| 5 | 6 |
| 2 | 1 |
| 4 | 7 |
| 0 | 3 |
| 28 | 44 |
| 7 | 1 |
| 9 | 5 |
| 8 | 2 |
| 6 | 9 |
| 1 | 6 |
| 5 | 3 |
| 8 | 0 |
| | (　　組) |

**火曜日の練習3（5分）　　文字選択**

シート1と2にはたくさんの文字が書いてあります。Pの文字をみつけたらそれを〇で囲んで下さい。これをできるだけ速やかにやって下さい。シート1、2を両方終えたら、それぞれ〇をつけたPの数を数えて下の（　）の内に書きましょう。

シート1

YKGSQAPBCKJDPJFDSDVBPKLUPGT
XDPNHWEGHPNBVFDPYBGCOPJFSXJ
PPMNGFCSPTREGFDPHGHTREGFPPF
DKJHPTEQYJHPSJNBPJHGFTRPIOIY
PJGHCJGFPDJNYRFDPPGHFDPHGFPJ
HGPHGPIYTRPIUPLKJPPKJHGPHGD
CMHGVJHGFPKUJHYUYTPKYKHGFP
KUFKULJPOKJYUTFPOUTPUYTEHPP
JGFJGFPPUYTHGFEWPHGMHBVPHJ

（　　　個）

シート2

HKGFIUYPAJHPWUYPPKJHGYTPPHG
FWPGKUYGDPNBPXKUYPIUPMJHVP
DFTYPSDJHPSWRTHKPXBNMVPKUY
GPHPPISUYPTRWYOIUYPSFLKJPXBL
VJKHPSGUPAOIUYPWKUYPALJOPGS
OUYPPWEUYJHGSFPGWPGSPSGOITH
PNJLKBVXCPSGOUPWEUPDGOIULPP
SOIUHLKJHSGFPWEUYSLFKJPLIULP
SOUKJLLJFGSPPSOIUJLPSOUIJHSGP
OUYBLJHPOSGIULKPSHJGRPSOIUHJ
HWPSOIUHGFSPLJKHPOIUJKLHREP
SOIUPSLJHPSGOIUPPWIUJLSFPOIUL
HJKPSOIUJHKPGOIUWJLPGOLUSLJ
HKPBOUIJPSLJISPFOIUHJLKPOSIDF
UYLKJHWEPPSGFOIUHLPSFDOUIJH

（　　　個）

**火曜日の練習4（5分）　図形選択**

下にある図形は丸のなかに納まっているものと離れてしまっているものが混ざっています。　同じ形を線で結び、そのセットの数を下の（　）の内に書きましょう。ただし、関係のない図形も含まれています。

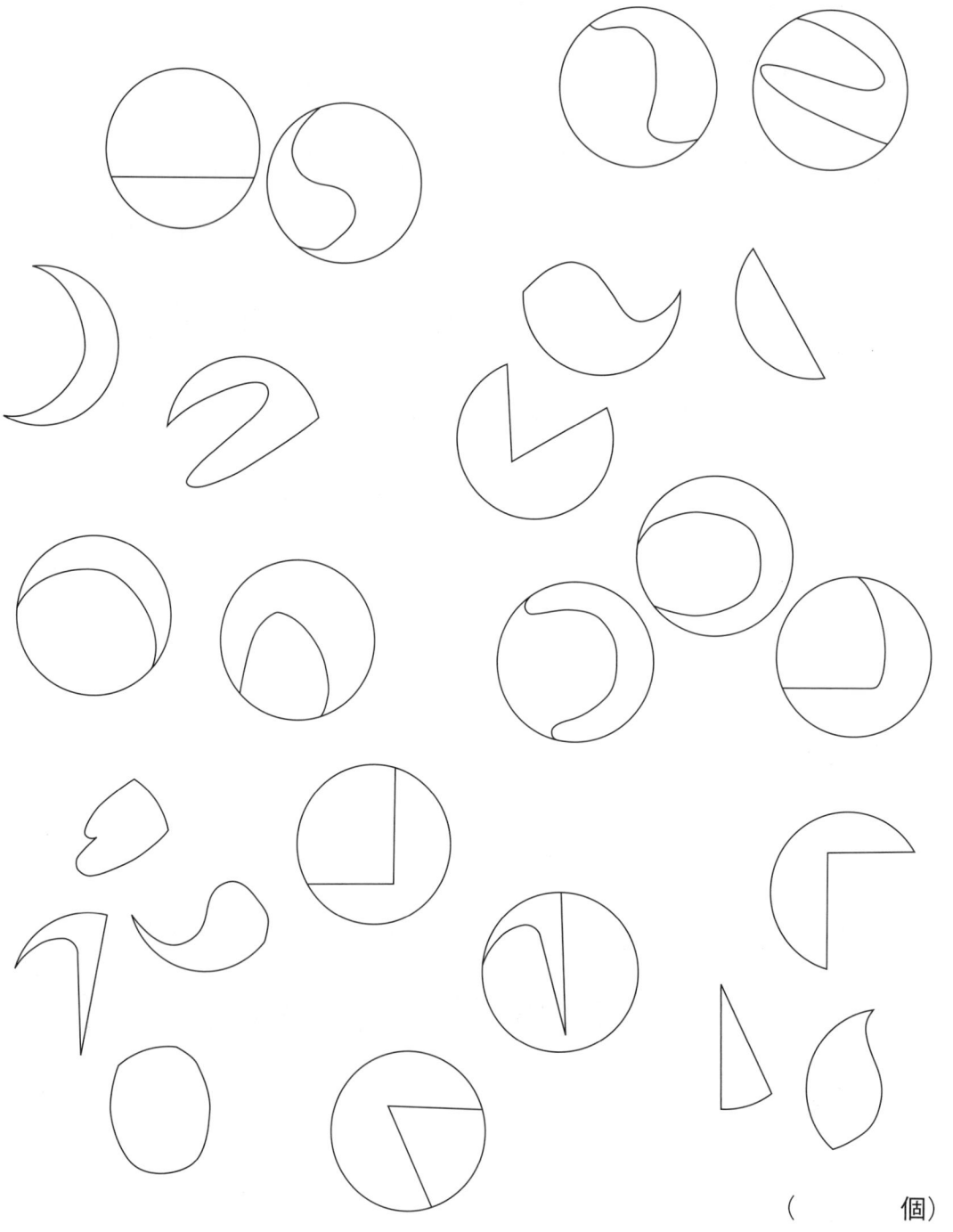

（　　　個）

## 火曜日の練習5（5分）　単語の文字選択

数字の右側にある単語を見て下さい。その下に並べてある文字列を見て、上の単語にふくまれる文字を10個だけ消しましょう。10個以上ありますが、消すのは10個だけにして下さい。

1. ラジオ
   キラライキせノオアシぴコシジオピペラセオジオジおジ

2. あいしょうか
   うょかマテアイあパポいクシュアイデしヨウあかさんあしょう

3. じょうほう
   じほめねょうあおかぉねほうかきたばうじほみぇごうかウ

4. ちゅうこう
   うウこうめかきたみはうゅちこかちこたゅにぱおえうこちう

5. はんしゃ
   ゅはくいんたいいしたせくゃゃしんはぱおあいいんしきは

6. ちょさくけん
   んちゃちきょはさいくチンけクめこたマンサクちょあんき

7. ほめことば
   ばおほばなめかこがとすばいでたすきほょめうことのとよ

8. せいりせいとん
   せいかりせせんいがとがんせごいりたせいりいとくとくに

9. しんりがく
   さしさんさりさがくシカンカりがガクカかずしインがりけぺ

10. さんぎょう
    サさんンギぎょうヨさチュさなんウインぎょうれンマうさぽ

29

## 火曜日の練習6（5分）　　数選択

下に書いてあるたくさんの数を見て下さい。4を見つけたら○で囲んで下さい。これをできるだけ速くやって下さい。シート1、シート2を両方終えたら、それぞれ○を付けた4の数を数えて下の（　）の内に書きましょう。

シート1

1029384717263549182736019823759018
2456928476591876501983571876459817 4
5091827359173659817509183579187465 7
1023847198376519827365198273659187 4
3651923875618972635491872365091834 7
5938745629837465019238412837645139 8
7561034765827645871923874736546253
6452736452736410983741987356109838 1
6753476152377465817263549182736491 8
2736591827365918217635416253461231 2
3412341234198765261594876987698761 2
3412341765765476547654765412347615 2

（　　　　個）

30

シート2

0 1 8 7 4 1 7 6 3 4 9 8 7 6 2 8 4 7 6 5 0 2 9 8
7 1 7 6 5 9 8 1 7 6 3 8 5 7 6 1 1 1 3 2 9 8 7 6 1 2
3 7 4 6 2 9 8 3 7 4 6 8 1 7 3 0 8 4 7 6 1 0 9 3 8 4
8 7 6 2 5 3 4 7 5 6 2 1 2 3 9 8 7 4 6 1 6 5 3 4 8 7
1 6 3 9 8 7 4 9 1 8 7 7 6 5 1 7 6 5 4 1 1 3 4 6 1 3
6 5 4 7 6 4 9 0 8 5 7 0 9 5 7 9 5 8 7 0 5 9 5 5 9 8
7 4 3 4 8 5 7 2 8 7 4 5 2 4 9 8 7 5 6 2 9 8 7 4 6 5
9 8 7 2 6 4 9 8 7 6 5 9 8 7 2 6 4 7 6 5 4 8 2 7 3 4
8 7 1 6 9 8 7 6 5 1 9 8 7 5 6 2 7 4 6 5 9 8 7 2 4 7
6 5 7 1 6 9 1 8 7 3 9 8 4 7 6 1 9 8 7 6 8 3 1 4 7 6
1 5 8 2 7 3 6 5 4 1 7 6 3 5 4 8 7 6 1 7 3 6 5 4 1 2
3 4 1 7 3 6 4 1 3 4 1 2 3 4 1 2 9 8 7 4 6 8 4 7 6 4
9 8 7 4 6 9 8 4 7 1 3 4 8 7 6 4 8 7 4 6 9 8 1 7 0 1
7 6 9 8 1 7 0 3 8 7 6 4 0 8 1 7 6 3 0 8 4 1 3 7 9 4
6 5 1 9 7 3 6 5 4 9 1 8 7 6 3 8 7 6 9 1 8 6 5 9 8 7
6 1 2 1 9 5 8 7 6 1 9 8 7 6 4 9 8 1 7 6 3 9 8 6 4 9
8 1 7 7 3 6 4 5 7 2 6 5 7 4 6 5 7 6 5 7 2 3 1 3 7 6

(　　　個)

## 火曜日の練習7（5分）　同じ図形

右側に並んでいる図形と同じものを、左側の図形から見つけて同じ番号をふりましょう。

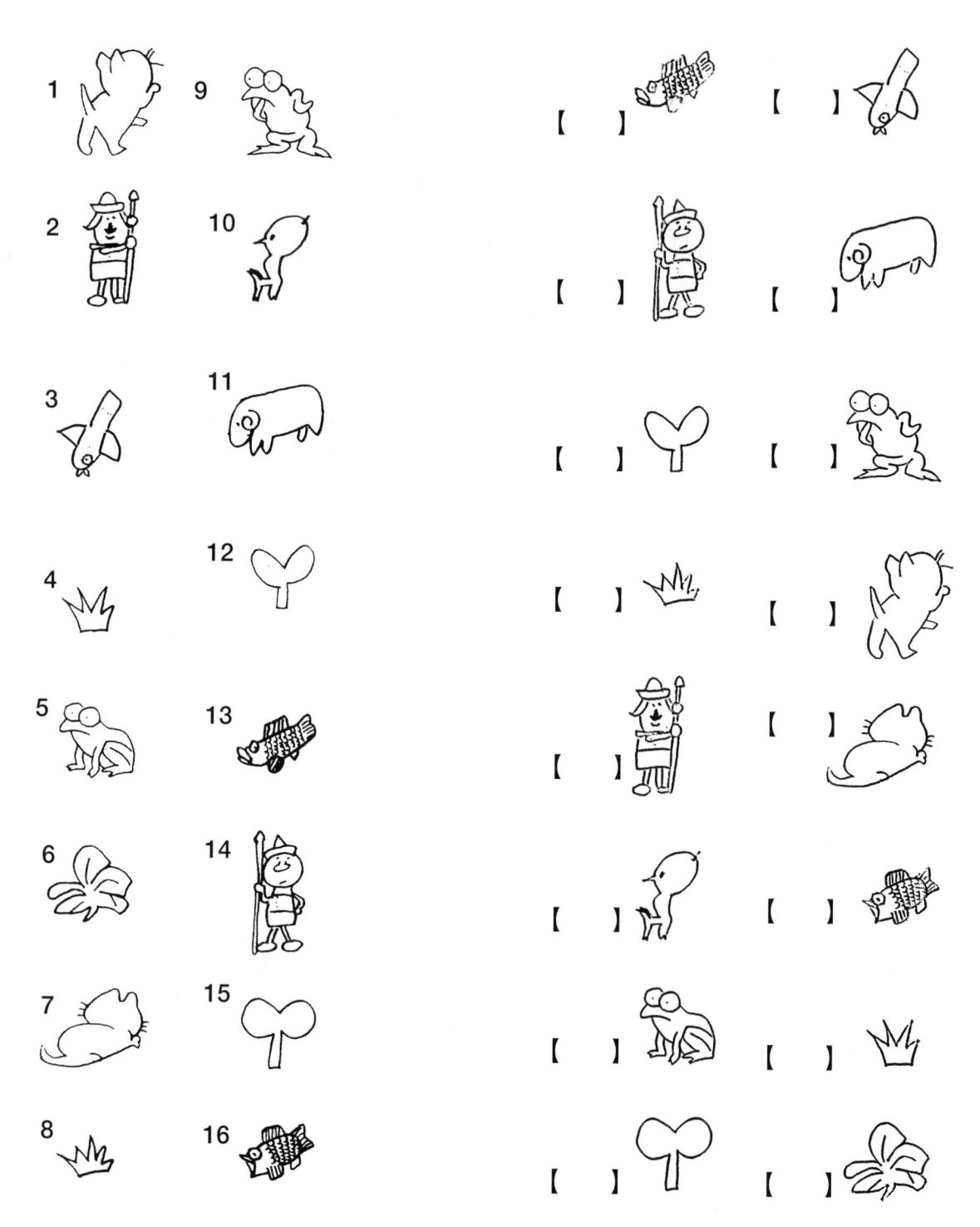

火曜日の練習8（5分）　書き写し

左側の三角形の中に見える文字を右側の三角形の中に正確に書き写して下さい。間違いもすべて同じようになるべく速く写しましょう。

春が来
た水音の行
くつとこるまで
窓あけて窓いっぱい
ばいの春。いつちなく桜
が咲いてから逢うて別れよう

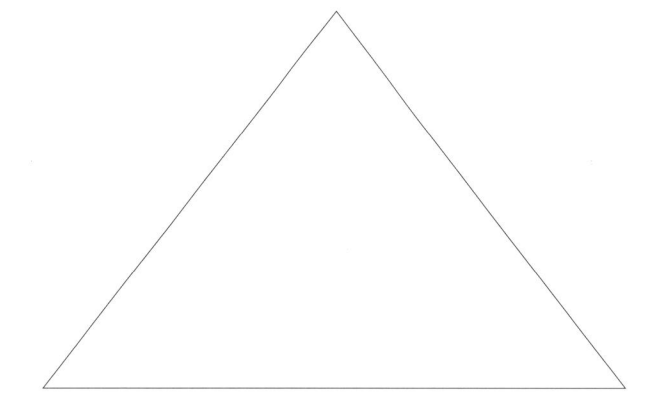

スケッ
チあやめか
きつばたに比べ
べ花弁が大きく華や
かな花菖蒲は観賞用とし
て江江時代かたに有名である

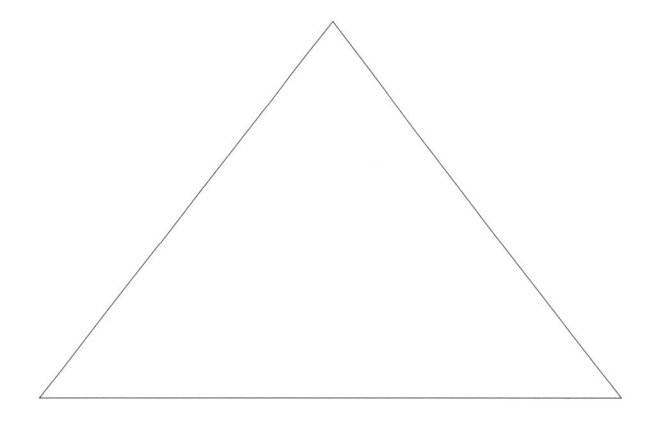

理由
は単純で
いい人をやっ
ていると疲労れる
事を知っていたたから
出ある。悪い人はちょっと

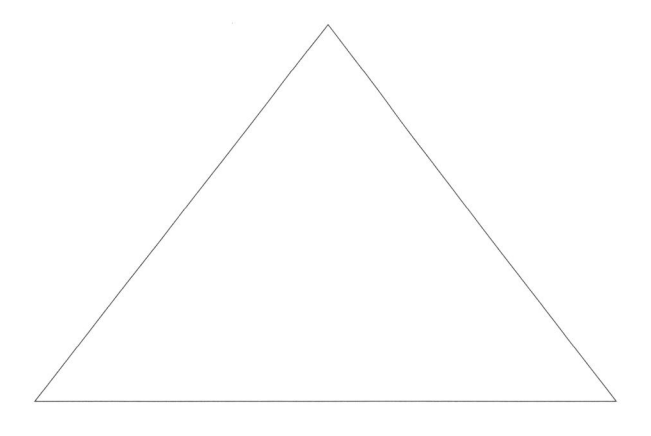

# 火曜日の練習9（10分）　絵の写し

下の中央にある模様を、その左右の空いた枠の中に速やかに写しましょう。両側の枠に写すことを忘れないこと。

## 火曜日の練習10（5分）　図の部分選び

下の図形で2つの図形が重なっている部分に色を塗りましょう。塗り終わったらその部分の点をすべて数えて下の（　）の内に書きましょう。

例）

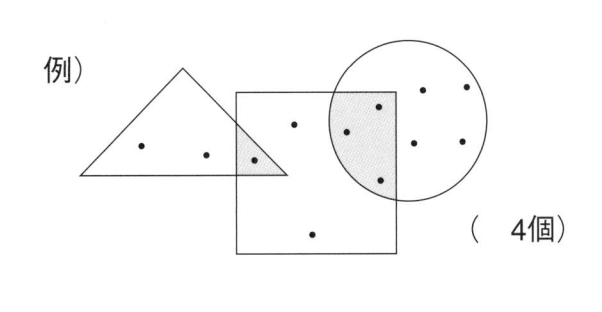

（　4個）

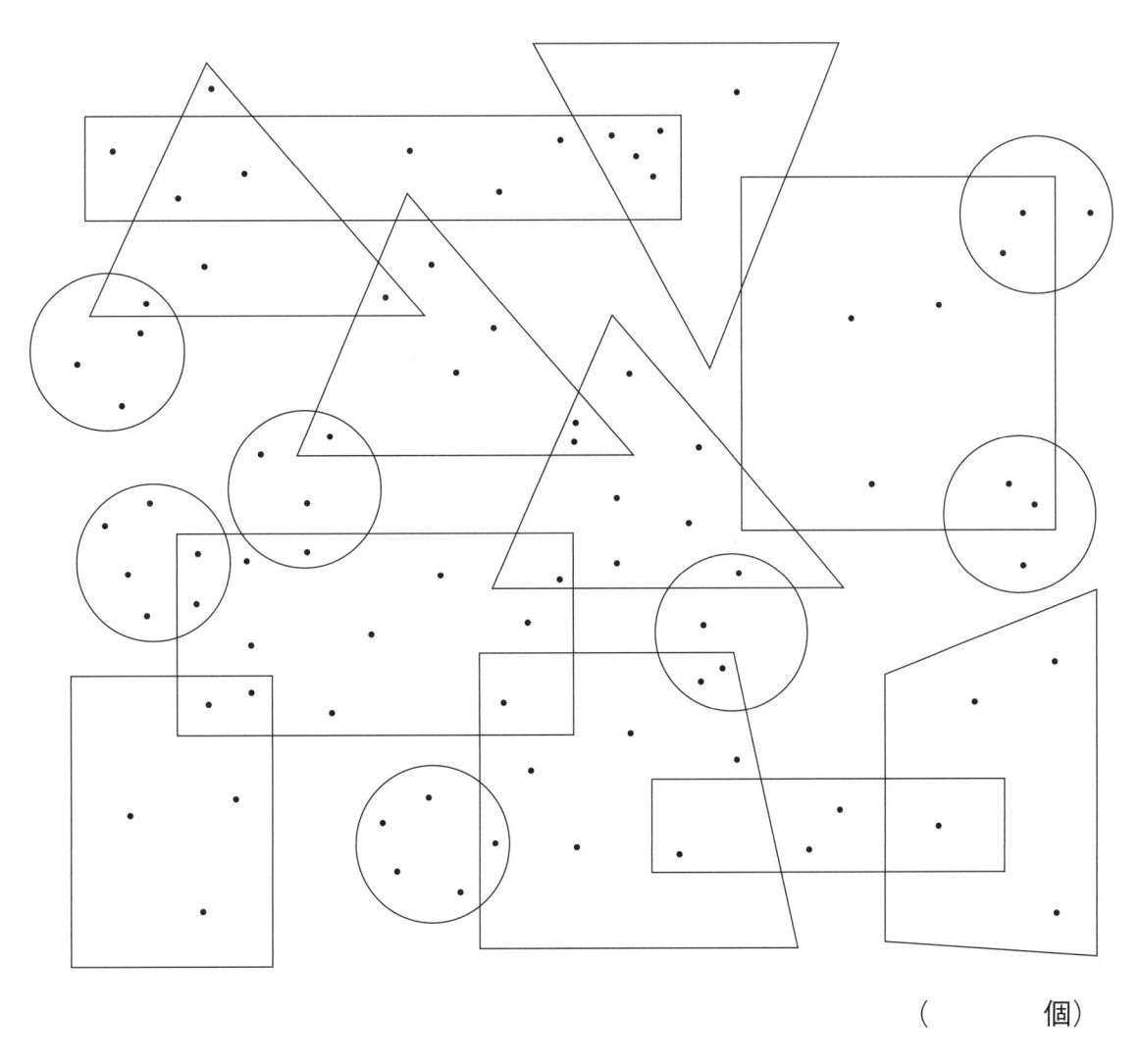

（　　　個）

## 火曜日の練習11（5分）　へん選び

次にかではじまる漢字が並んでいます。そのへんが下の見本の文字のようにてへんのものを選び出して斜めの線を引きましょう。終わったら、線を引いた漢字の数を数えて下の（　）の内に書きましょう。

見本　打（だ）　持（じ）　授（とう）

火 科 窩 科 花 化 下 香 課 可 家 価 過 蚊 果
架 顆 仮 華 加 荷 寡 佳 袈 嘉 瓜 果 個 過 箇
貨 鹿 夏 歌 稼 渦 何 暇 嫁 禍 苛 河 伽 霞 菓
掛 禾 鍋 榎 樺 貝 会 回 階 海 界 解 開 塊 灰
介 潰 快 戒 改 壊 怪 械 悔 絵 戎 蟹 廻 皆 拐
懐 堺 晦 恢 顔 柿 核 角 格 閣 殻 各 掻 隔 拡
覚 郭 確 革 獲 穫 廓 較 撹 冠 間 感 官 館 管
寒 巻 観 缶 完 刊 患 勘 環 艦 棺 汗 肝 看 寛
監 菅 陥 甘 幹 歓 関 還 括 勧 漢 喚 乾 貫 簡
慣 閑 函 堪 換 緩 憾 敢 潅 柑 神 舘 甲 狩 雁

（　　個）

## 練習の自己評価

今日の練習は100点満点で何点位になりますか？予想して書きましょう。

今日の練習はどうでしたか？下の項目で該当するものに○をつけて下さい。いくつ○をつけてもかまいません。

1. 楽しかった。

2. やるのが少し面倒くさかった。

3. 途中で嫌になった。

4. 途中で嫌になったが、我慢してやった。

5. 途中で嫌になったが、休んでまたやった。

6. 誰かと一緒にやると、もっと楽しいだろうと思った。

7. やり終わったら、とても疲れた。

その他感じたことを何でも書きましょう。

### 水

## 水曜日の練習　　準備するもの：鉛筆かペン、色鉛筆、タイマー

### 水曜日の練習1（5分）　　かな文字読み取り

次のページをみて下さい。左列の1番上の文字と右列の1番上の文字を大きな声で読んで下さい。ついで左列の2番目の文字と右列の2番目の文字を読んでいきましょう。同じように下まで読んでいって下さい。できるだけ速く正確にやりましょう。やりやすいように定規を使ってはいけません。あなたの目だけを使いましょう。また、左右が同じ文字の組み合わせが何組あったか数えて、下の（　）の内に書きましょう。

とそのひとにじぶんのほじするちからをしることにやくたつとかんがえられるのだ

じぶんをしることはむずかしいてすとをすることはそのひとのちからをはかること

（　　　組）

## 水曜日の練習2（5分）　　数字読み取り

次のページをみて下さい。練習1と同じように左の数字と右の数字を間違いなく大きな声で読みましょう。ずっと下まで読んでいって下さい。左右の順番をずらしてはいけません。左右が同じ数字の組み合わせが何組あったか数えて、下の（　）の内に書きましょう。

| | |
|---|---|
| 2 | 7 |
| 4 | 8 |
| 5 | 6 |
| 1 | 3 |
| 0 | 1 |
| 5 | 9 |
| 6 | 2 |
| 3 | 8 |
| 2 | 5 |
| 3 | 1 |
| 7 | 3 |
| 30 | 7 |
| 2 | 8 |
| 5 | 93 |
| 1 | 7 |
| 2 | 5 |
| 9 | 2 |
| 7 | 1 |
| 6 | 0 |
| 1 | 88 |
| 5 | 7 |
| 3 | 5 |
| 1 | 4 |
| 6 | 6 |
| 9 | 8 |
| 9 | 5 |
| 4 | 70 |
| 3 | 3 |
| 2 | 5 |
| 6 | 6 |
| 1 | 9 |
| 22 | 1 |
| 5 | 6 |

(　　　組)

**水曜日の練習3（5分）　　文字選択**

シート1と2にはたくさんの文字が書いてあります。Oの文字をみつけたらそれを◯で囲んで下さい。これをできるだけ速やかにやって下さい。シート1、2を両方終えたら、それぞれ◯をつけたOの数を数えて下の（　　）の内に書きましょう。

シート1

FOIUPGUYPWJBGVPVNBSPVUHPSDU
HBPFIUHNPLSKJPOIUPLKPGSDPEW
PSGPXBVORPBSPSGPWAAPGEPHWER
PVCDBPKJKTPGRWEPFSDPPBVDPPX
CPSGFTHPUILOPHKPAQPRGPYHPPP
SFDGPTYPJFHPQEWPSDAPXCPCBVP
JPYTPIOPLKPGJKPBDPHGFDPKHJGP
LPWPRTSGFPXFPAHJKGPKPGJKPPGJ
HPERYPWERPUIRPITOKPKPFHNPHG

（　　　個）

シート2

UGWRTOUYPSLKJBPN NTRPBOUSDF
VPTOIUHPSLKJNHPPWRTOIUJKDGB
PCLBKJW MNGPDOIUHBLKJSPGOIEP
TLJHSPOIBGPISUHJPGPWLKJGPSOI
UHGLJWPPGOISUPSLJGPWJEWPGIH
WPJDSGPSHSGFIBPSOIWRELKJDBPS
GFJSLIJGOIEPGHOIHSLKJGPSLJISGF
LKJWSPPGWOIUHGJSPGOIUWRELJG
PSLKJDOIGHPOWIEPGIELKJSGFPLS
KJGIEPOIGPEIOUTPHLKWSJPSOIUH
EWRKJPPROIHGLSPGBLJHXLKJXCVP
SIALKJSGPSPFOIGWJHEPGJWHEROI
GWPIUERHGOIUDSPPGJHFPIUWEHR
JHGOIWUEHBBPSOILKJPWRIHGWOI
UHGSPIOFGOIWUHRJHGPSLKIUYFP

（　　　個）

# 水曜日の練習4（5分）　図形選択

下にある図形は丸のなかに納まっているものと離れてしまっているものが混ざっています。　同じ形を線で結び、そのセットの数を下の（　）の内に書きましょう。ただし、関係のない図形も含まれています。

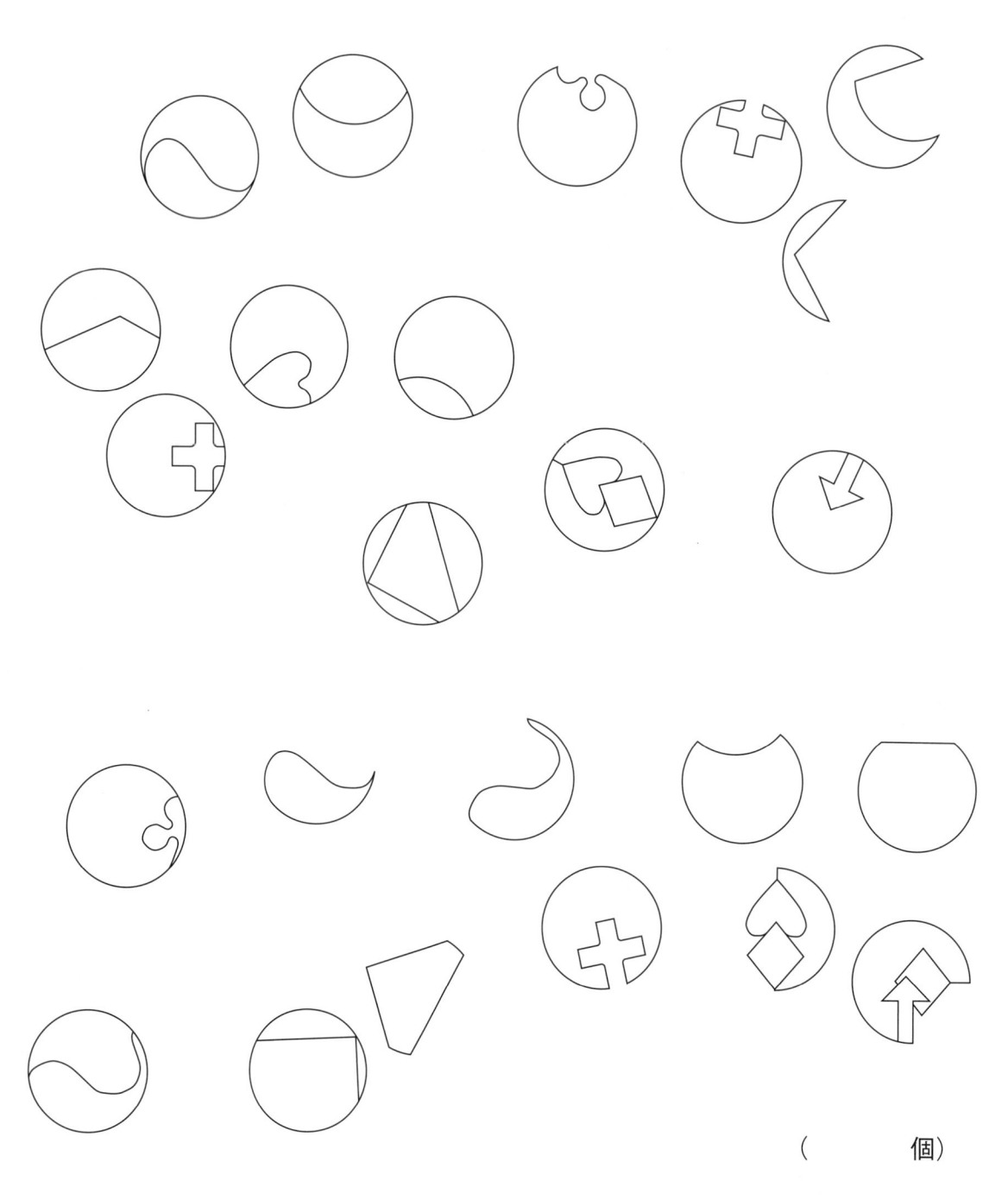

（　　　個）

# 水曜日の練習5（5分）　　単語の文字選択

数字の右側にある単語を見て下さい。その下に並べてある文字列を見て、上の単語にふくまれる文字を10個だけ消しましょう。10個以上ありますが、消すのは10個だけにして下さい。


1.　クロワッサン
　　ンきクねロつワたッサぬンみきばクロいワッばサインことク

2.　ぶんがく
　　んがくぶさんぶおんーがばーくぶおおんきがあすなくぶは

3.　しょくたく
　　たしょだやれたばくいくいしょれしょんくたくみずながれて

4.　どんぐりのみ
　　どひんじぐうりきこんろせのかかいだころんどんのぐみりか

5.　バレリーナ
　　かリバたざーレくーりナれこバるのリとルうナぼッパトカナ

6.　たいじゅうけい
　　たタイいじゅガうウけいッズいじこんこんおぎつねゅうけい

7.　じゅんけっしょう
　　まだじゅとちじゅゅけけうっしょけここしょうかてたべりん

8.　しょうせつ
　　かつつつきくううけこせせしょうてれびつつせせをみつる

9.　パッチワーク
　　とチおくチをーみてワるほークりくワさひワえパこパむチで

10.　アロマテラピー
　　トケラビフォテピアモテアアテラポケサンローオパブヴィソ

# 水曜日の練習6（5分）　数選択

下に書いてあるたくさんの数を見て下さい。9を見つけたら○で囲んで下さい。これをできるだけ速くやって下さい。シート1、シート2を両方終えたら、それぞれ○を付けた9の数を数えて下の（　）の内に書きましょう。

### シート1

7652564487623985765427653487239825

7937465736516547628745872984759837

3254729385629038632747656298974098

2097487612653652468726394872098587

6547649287598352938746587634528634

5983476592384756298347562983746592

8374569283746592837465928374569928

4758673645562635476283759384756292

8629384672342837567389457938475938

4573276572362798743786838673545426

3646364657374668938573948562754527

6582736573745768745867438924828572

（　　　個）

46

シート2

8 7 5 6 3 8 7 4 6 1 8 7 2 3 6 0 4 9 1 8 7 0 2 3
4 8 7 6 1 3 9 7 4 6 1 9 8 7 6 9 2 8 4 7 6 5 9 8 2 7
4 2 9 8 4 7 5 6 2 9 8 7 6 5 8 7 6 4 8 7 6 5 8 7 3 6
2 4 2 9 4 8 7 5 6 8 3 7 4 9 8 4 7 0 9 4 8 0 2 4 1 8
7 3 6 8 2 7 4 6 8 5 7 6 3 8 7 5 7 1 2 6 3 4 5 7 6 1
7 4 2 4 7 6 5 3 7 6 4 5 7 2 6 5 4 7 5 6 2 4 4 7 6 5
3 9 4 0 5 9 8 3 0 4 5 9 8 3 0 9 4 5 0 9 3 0 9 5 2 4
9 0 5 3 8 9 4 5 8 7 2 6 4 7 5 6 7 3 8 7 5 9 8 3 7 2
4 8 7 5 6 2 8 4 7 5 8 7 3 2 4 6 5 8 7 2 3 8 7 5 8 2
5 4 2 5 2 4 8 5 7 6 8 3 7 6 4 5 8 7 2 8 7 5 0 8 5
7 0 9 5 8 7 2 9 4 5 2 3 4 5 7 6 8 7 6 5 8 3 9 8 4 5
6 2 9 8 4 7 5 2 9 5 6 9 3 4 5 2 8 3 5 7 3 2 4 8 7 3
4 6 5 4 8 5 2 4 5 2 5 2 9 8 4 7 6 5 9 2 8 4 5 6 1 7
6 3 5 7 6 2 5 8 7 2 4 2 5 8 7 3 6 4 8 5 9 3 8 4 6
8 7 8 5 2 7 8 9 5 2 4 5 8 2 4 3 7 6 5 8 2 7 4 6 8 5
2 8 4 7 6 5 8 2 4 8 5 6 7 4 6 5 7 4 6 5 7 4 6 5 7 4
5 3 2 8 4 7 5 6 2 9 8 4 7 6 8 2 7 4 6 5 9 2 8 3 6 5

(　　　個)

# 水曜日の練習7（5分）　同じ図形

右側に並んでいる図形と同じものを、左側の図形から見つけて同じ番号をふりましょう。

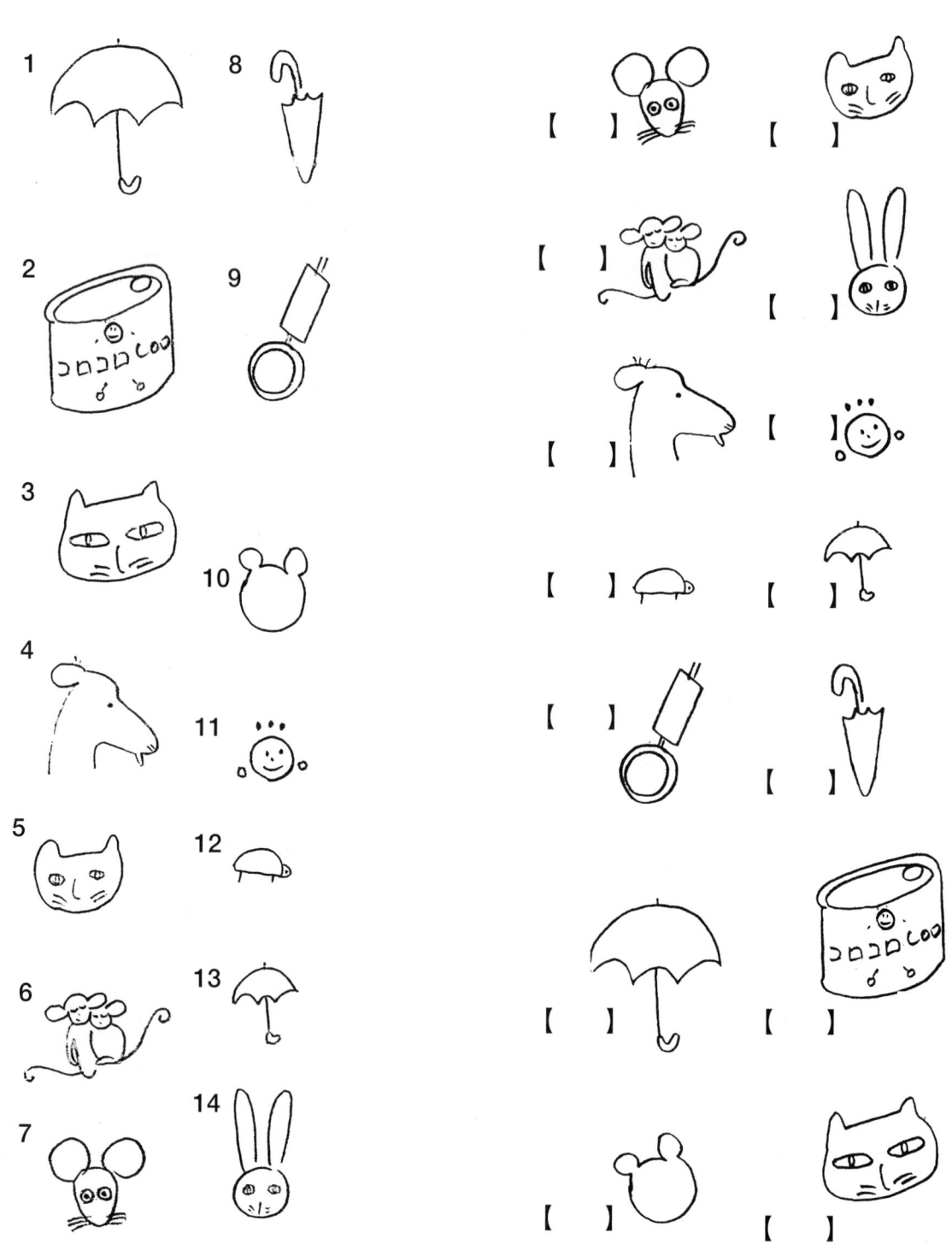

1. （かさ）
2. （かん）
3. （ねこ）
4. （うま）
5. （ねこ）
6. （さる）
7. （ねずみ）
8. （とじたかさ）
9. （虫めがね）
10. （くま）
11. （顔）
12. （かめ）
13. （かさ）
14. （うさぎ）

【　】（ねずみ）　【　】（ねこ）

【　】（さる）　【　】（うさぎ）

【　】（うま）　【　】（顔）

【　】（かめ）　【　】（かさ）

【　】（虫めがね）　【　】（とじたかさ）

【　】（かさ）　【　】（かん）

【　】（くま）　【　】（ねこ）

48

**水曜日の練習8（5分）　書き写し**

左側の三角形の中に見える文字を右側の三角形の中に正確に書き写して下さい。間違いもすべて同じようになるべく速く写しましょう。

活動
が活発な
脳の組織総に
は血液で大量の酸
が運ばれる。人の脳の
後ろであるMRIを使うと

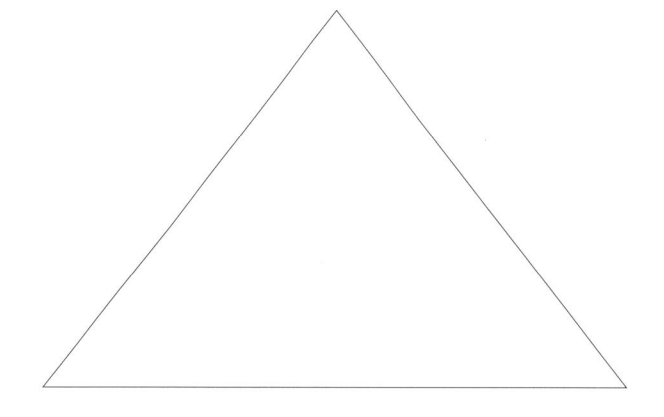

あなた
の困った性
角悪いのは脳と
云う機械のくせ高田
苦しい修行無しに簡単な
訓練で、くせなくかんたんよ

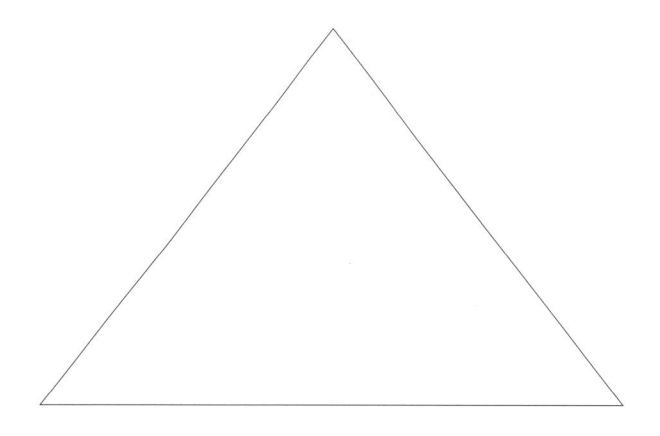

圧縮
したふとん
柔らかい羊毛毛
でサンドイチ上につ
つみこんだ3重構造の快
ふとん。つぶれた羊毛寝心地

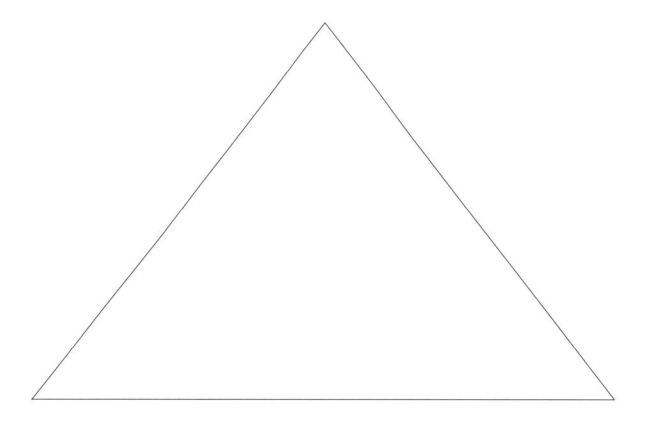

## 水曜日の練習9（10分）　絵の写し

下の中央にある模様を、その左右の空いた枠の中に速やかに写しましょう。両側の枠に写すことを忘れないこと。

## 水曜日の練習10（5分）　図の部分選び

下の図形で2つの図形が重なっている部分に色を塗りましょう。塗り終わったらその部分の点をすべて数えて下の（　）の内に書きましょう。

例）

（　4個）

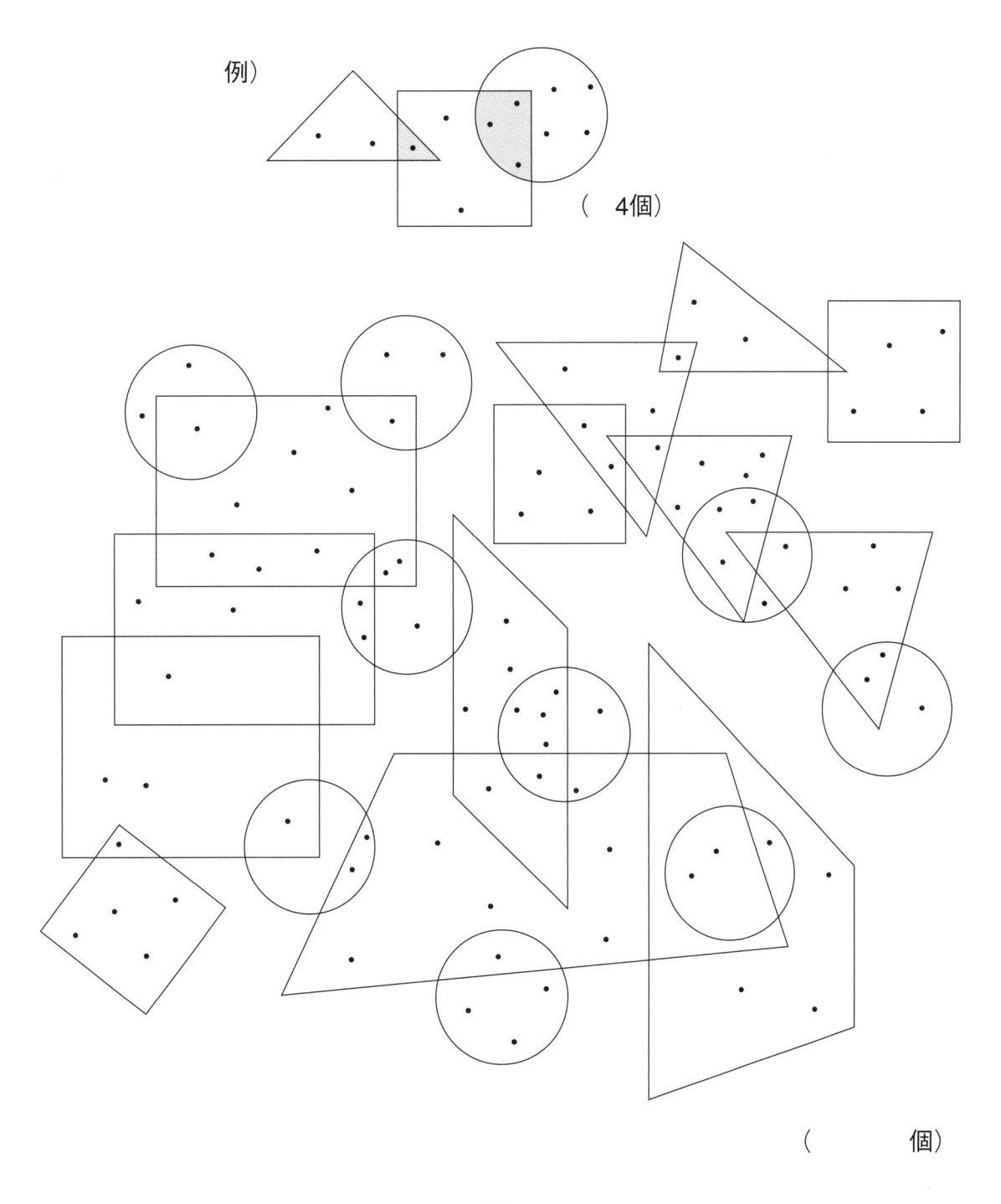

（　　　個）

## 水曜日の練習11（5分）　へん選び

次にかではじまる漢字が並んでいます。そのへんが下の見本の文字のようにきへんのものを選び出して斜めの線を引きましょう。終わったら、線を引いた漢字の数を数えて下の（　）の内に書きましょう。

見本　　村（そん）　林（りん）　板（ばん）

火 科 窩 科 花 化 下 香 課 可 家 価 過 蚊 果
架 顆 仮 華 加 荷 寡 佳 袈 嘉 瓜 果 個 過 箇
貨 鹿 夏 歌 稼 渦 何 暇 嫁 禍 苛 河 伽 霞 菓
掛 禾 鍋 榎 樺 貝 会 回 階 海 界 解 開 塊 灰
介 潰 快 戒 改 壊 怪 械 悔 絵 戎 蟹 廻 皆 拐
懐 堺 晦 恢 顔 柿 核 角 格 閣 殻 各 掻 隔 拡
覚 郭 確 革 獲 穫 廊 較 撹 冠 間 感 官 館 管
寒 巻 観 缶 完 刊 患 勘 環 艦 汗 肝 看 寛 監
菅 陥 甘 幹 歓 関 還 韓 勧 漢 喚 乾 貫 簡 慣
閑 函 堪 換 緩 憾 敢 潅 柑 神 舘 甲 狩 雁 刈


（　　　個）

## 練習の自己評価

今日の練習は100点満点で何点位になりますか？予想して書きましょう。

今日の練習はどうでしたか？下の項目で該当するものに○をつけて下さい。いくつ○をつけてもかまいません。

1. 楽しかった。

2. やるのが少し面倒くさかった。

3. 途中で嫌になった。

4. 途中で嫌になったが、我慢してやった。

5. 途中で嫌になったが、休んでまたやった。

6. 誰かと一緒にやると、もっと楽しいだろうと思った。

7. やり終わったら、とても疲れた。

その他感じたことを何でも書きましょう。

**木**

## 木曜日の練習　　準備するもの：鉛筆かペン、色鉛筆、タイマー

木曜日の練習1（5分）　　かな文字読み取り

次のページをみて下さい。左列の1番上の文字と右列の1番上の文字を大きな声で読んで下さい。ついで左列の2番目の文字と右列の2番目の文字を読んでいきましょう。同じように下まで読んでいって下さい。できるだけ速く正確にやりましょう。やりやすいように定規を使ってはいけません。あなたの目だけを使いましょう。また、左右が同じ文字の組み合わせが何組あったか数えて、下の（　）の内に書きましょう。

ひとはまずちういりょくをつけることがひつようであるそれにはれんしゅうちょう

さまざまなくんれんにはちういりょくがひつようとなるそのためそのちからのない

(　　　組)

## 木曜日の練習2（5分）　数字読み取り

次のページをみて下さい。練習1と同じように左の数字と右の数字を間違いなく大きな声で読みましょう。ずっと下まで読んでいって下さい。左右の順番をずらしてはいけません。左右が同じ数字の組み合わせが何組あったか数えて、下の（　）の内に書きましょう。

| | |
|---|---|
| 2 | 7 |
| 4 | 1 |
| 7 | 9 |
| 5 | 8 |
| 3 | 5 |
| 4 | 0 |
| 6 | 8 |
| 4 | 7 |
| 8 | 1 |
| 7 | 2 |
| 5 | 0 |
| 4 | 12 |
| 5 | 7 |
| 6 | 4 |
| 9 | 9 |
| 5 | 2 |
| 7 | 3 |
| 1 | 8 |
| 17 | 22 |
| 6 | 9 |
| 5 | 8 |
| 4 | 1 |
| 9 | 36 |
| 5 | 2 |
| 7 | 8 |
| 4 | 7 |
| 0 | 2 |
| 33 | 5 |
| 7 | 1 |
| 2 | 6 |
| 9 | 4 |
| 6 | 0 |
| 5 | 51 |
| 7 | 8 |
| | （　　組） |

**木曜日の練習3（5分）　　文字選択**

シート1と2にはたくさんの文字が書いてあります。Wの文字をみつけたらそれを○で囲んで下さい。これをできるだけ速やかにやって下さい。シート1、2を両方終えたら、それぞれ○をつけたWの数を数えて下の（　）の内に書きましょう。

シート1

LIHTUYPKJHBXCVPMNBVPDSAPREP
YTPIUYPKJHPOIPVCPWEQPUYTREPO
IUYTRPMNBVCPLKJHGFPQWERTYUP
ASDFGPASDFGHJKPPCVBNPKLPDRF
GHPASDFGHJKPLKJHGFPQWERTYUI
PBPVNPZXCPDFPSDPFUIPOLKJHPGF
SDPFGVBNMPLKJHGFDPIUYTRPSAG
FDPHGFDPKJHGFPKMJNHGPMNBVP
IKJUYHPJHGFPLKJHPNBVCXPGFDSP

（　　　個）

シート2

HGFPK,MNBPOIUYTRPFDSAPEWQPB
VCXZPLKJHGPOIUYTPLKJHPBVCPJH
GFPPUYTRPOIUYTRPEWQPDSPBVCX
ZPMNBVPLKJHGFPIUYTRPPOIUYTRP
MKJNHBGVFPIKUJYHGTREPKIUJYH
BGPFVCDXSPREDWSQPUJYHTGPLOI
KUJPXDSAZPBGVFCDPKMJNHBGPLO
IKUJYHPGTVFRCDPGBVFCDXSPUJY
HGTPOLKIUJYHPGBVFCPEDSWAPJU
HYGTFRPKOIJUHPLKJHGPPMNBVPX
ZPFDSPPOIUYPLKJHPEWQPYTREPIU
YHGTPKJHGFPOIUYTPKJHGFPMNBV
PKJHGPCXPDSPYHGTFPKJHPLKJPW
QPREPFDSPDSPCXPBHGVPMKUJNHP
LOIKUJPBGVFCPTGRVFPGTBVRFCEA

(　　　個)

## 木曜日の練習4（5分）　図形選択

下にある図形は丸のなかに納まっているものと離れてしまっているものが混ざっています。　同じ形を線で結び、そのセットの数を下の（　）の内に書きましょう。ただし、関係のない図形も含まれています。

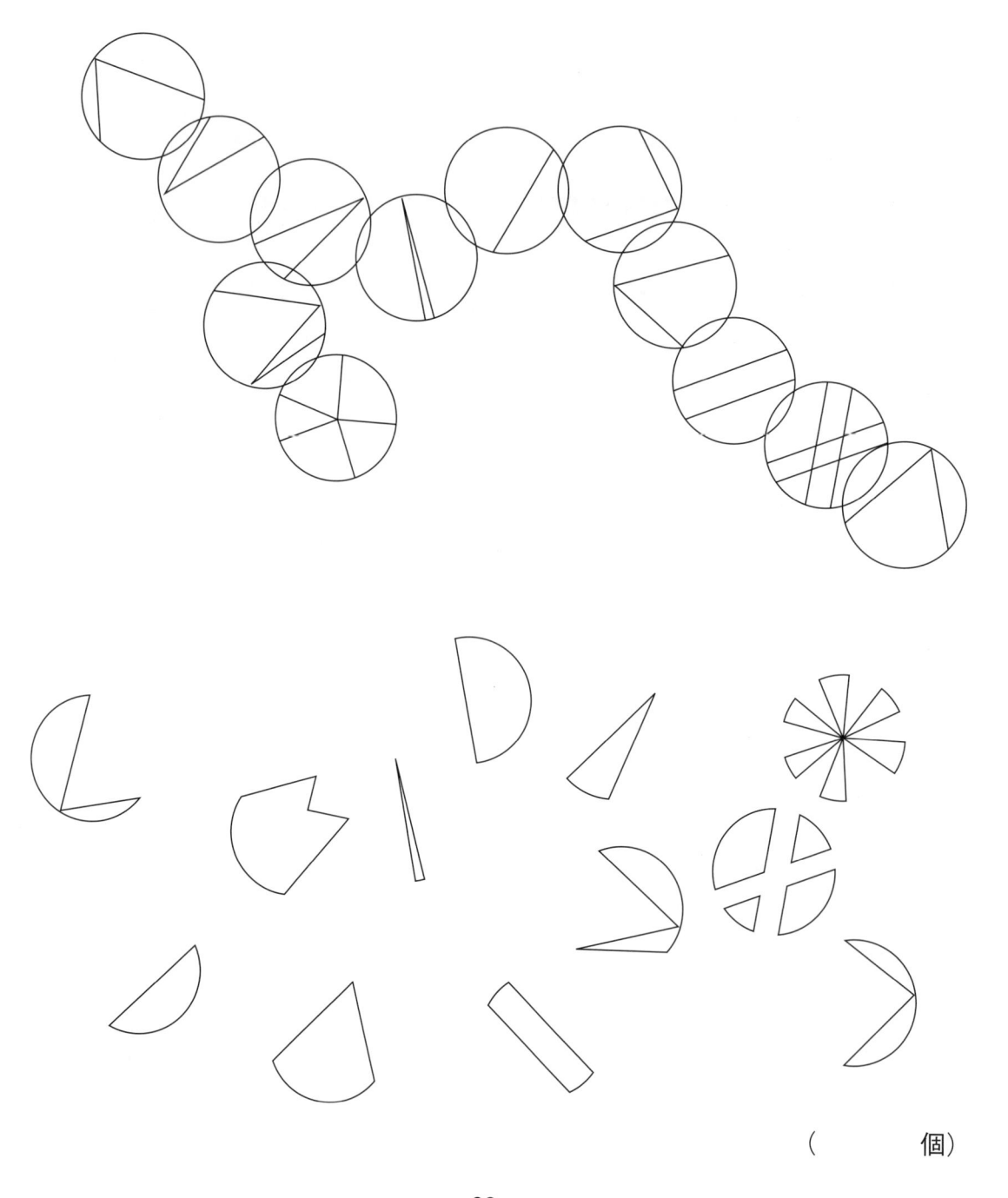

（　　　個）

# 木曜日の練習5（5分）　単語の文字選択

数字の右側にある単語を見て下さい。その下に並べてある文字列を見て、上の単語にふくまれる文字を10個だけ消しましょう。10個以上ありますが、消すのは10個だけにして下さい。

1.　ちきゅうおんだんか
　　ふちいうけやちきゅうかわずおんだんかとびこんだん

2.　こうこうやきゅう
　　あこうのここううだやあれだきゅれでうしょねやきなん

3.　しょうてんがい
　　しょなのはうながたけてにいりいひががだれいしょう

4.　こくさいこうけん
　　うにいほこんけじうそうんべいこそういにべいくさ

5.　ワールドカップ
　　カプッおワカーしルりドンカごッなプしワこーくルさド

6.　げんしりょく
　　しげんげしんちょうんたいじゅうしはなりょくめくちかお

7.　がいこくりょこう
　　りりょるこばうむアがるいバこムくりょこうげこんうし

8.　こくさいしゃかい
　　いここほくさほいくしゃはみなかのいほくきだもと

9.　さんぽみち
　　みぽささみちさぽぴっぽぽシンプルんしさょしライフょし

10.　えいようがく
　　くがなながうつのよいおいわえいにえおいわよういい

## 木曜日の練習6（5分）　　数選択

下に書いてあるたくさんの数を見て下さい。5を見つけたら○で囲んで下さい。これをできるだけ速くやって下さい。シート1、シート2を両方終えたら、それぞれ○を付けた5の数を数えて下の（　）の内に書きましょう。

シート1

9583765730485729917269190203928786

67784920463624492038625374827364 28

74379957293048263547638472903847 25

64837463528384029374635472984729 38

83648273948273654527384829304892 73

54426374828389472938462465827364 88

77398273948729376472635476253874 62

87364823847628736827384656235488 29

38746652438275355687653456789076 54

32456789765432134567897654354653 76

37236474626354527374729384620374 52

63646283746273854293672653558274 6

59283747646432431980866423464532 3218

（　　　個）

シート2

3 8 7 4 1 9 8 7 3 4 6 5 1 9 3 8 7 4 6 1 8 7 6 4
1 9 8 7 3 6 4 9 1 8 7 3 1 9 8 3 7 4 6 9 1 8 3 7 4 6
9 1 8 7 3 4 6 9 1 8 7 3 6 4 1 8 7 6 3 4 7 6 5 3 8 7
6 5 4 8 7 6 4 8 7 3 6 9 8 7 5 1 9 8 7 3 6 4 1 8 7 3
6 4 1 8 3 7 4 6 1 7 3 6 4 9 8 1 7 6 3 9 4 8 7 1 3 9
8 7 6 4 1 8 7 6 2 5 3 8 7 6 4 1 8 7 6 1 7 1 2 3 7 6
1 3 7 6 4 5 1 8 7 3 6 4 1 6 7 3 5 4 7 6 5 2 7 3 6 4
5 1 8 7 2 3 6 4 5 1 8 2 3 4 8 7 6 5 1 3 8 7 6 4 5 1
8 7 6 5 8 2 7 6 5 8 7 4 6 7 8 7 6 3 8 7 6 5 1 8 7 6
5 3 4 1 3 7 8 6 4 5 1 7 2 3 6 5 4 8 1 7 6 5 3 8 7 6
4 5 1 2 8 7 3 6 5 4 7 6 3 5 4 7 6 2 5 3 7 6 4 5 7 2
9 1 7 3 6 4 5 1 8 7 2 3 6 5 4 1 7 7 2 6 5 4 1 9 3 7
4 6 1 9 8 2 3 7 4 6 9 8 7 6 1 9 8 7 3 9 8 7 6 9 8 7
6 9 8 7 6 1 9 8 2 3 4 1 9 7 3 6 5 4 7 6 5 1 2 7 3 6
4 5 7 2 6 3 4 5 7 2 6 5 7 3 6 4 5 2 7 3 6 5 4 1 2 3
8 7 4 6 1 5 2 3 7 6 4 5 1 8 7 2 6 3 5 4 8 1 7 6 5 3
8 4 7 6 5 8 7 6 5 8 7 6 5 8 7 6 5 1 3 4 8 7 6 5 1 3

（　　　個）

# 木曜日の練習7（5分）　同じ図形

右側に並んでいる図形と同じものを、左側の図形から見つけて同じ番号をふりましょう。

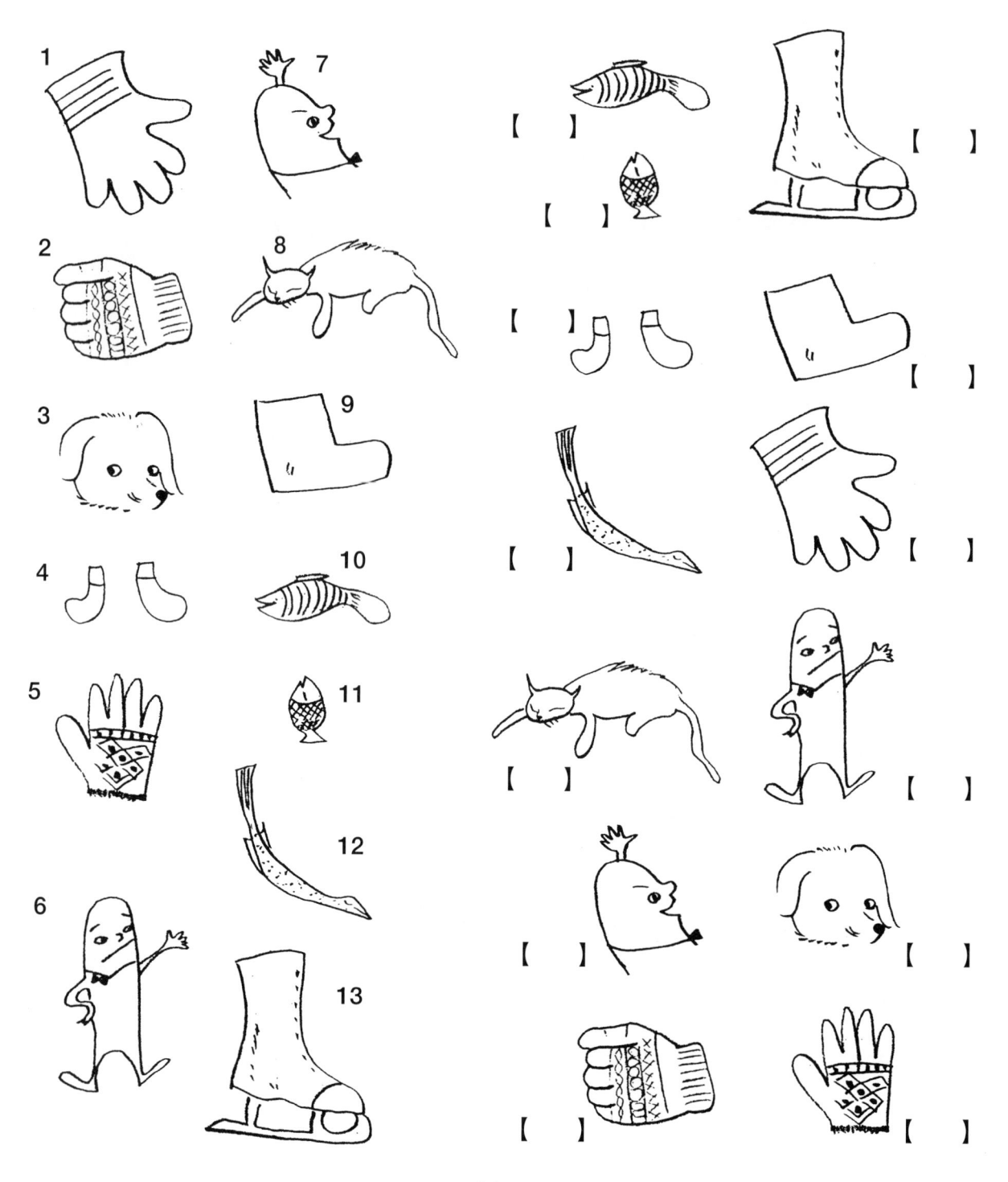

## 木曜日の練習8（5分）　書き写し

左側の三角形の中に見える文字を右側の三角形の中に正確に書き写して下さい。間違いもすべて同じようになるべく速く写しましょう。

国内
旅行が盛
況です。例外
は沖縄。危険だた
ら私たちが逃げ出しま
よと件職員が笑ってました

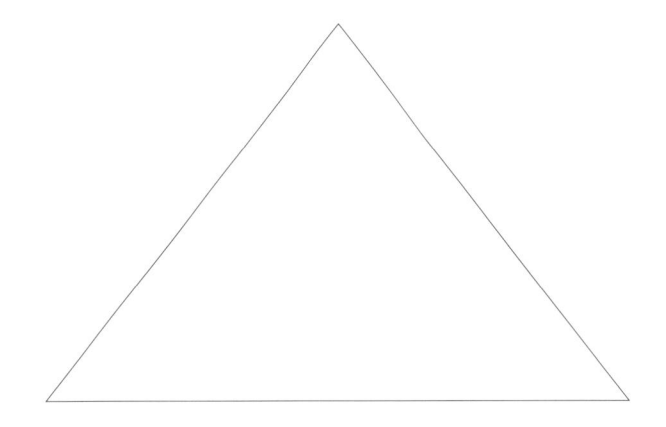

シー
レム、スタ
ダスト、オンリ
ーユー、サマーイタ
ム。ダニーボイ、セント
ルイス、ルブース、アリベテ

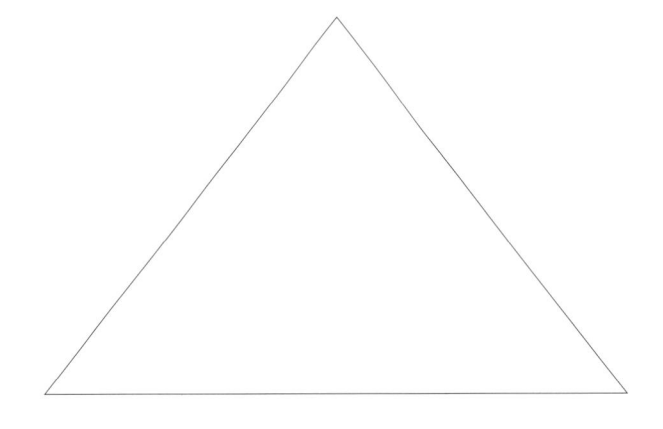

住まい
暮らし豊か
に、食べにいで
よ、ソースのこつ案
内、キャンベンガールメ
ール、IT百貨店、企業総復

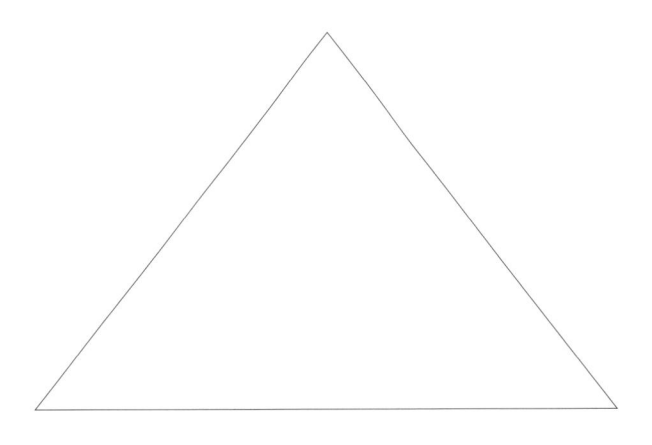

## 木曜日の練習9（10分）　絵の写し

下の中央にある模様を、その左右の空いた枠の中に速やかに写しましょう。両側の枠に写すことを忘れないこと。

## 木曜日の練習10（5分）　図の部分選び

下の図形で2つの図形が重なっている部分に色を塗りましょう。塗り終わったらその部分の点をすべて数えて下の（　）の内に書きましょう。

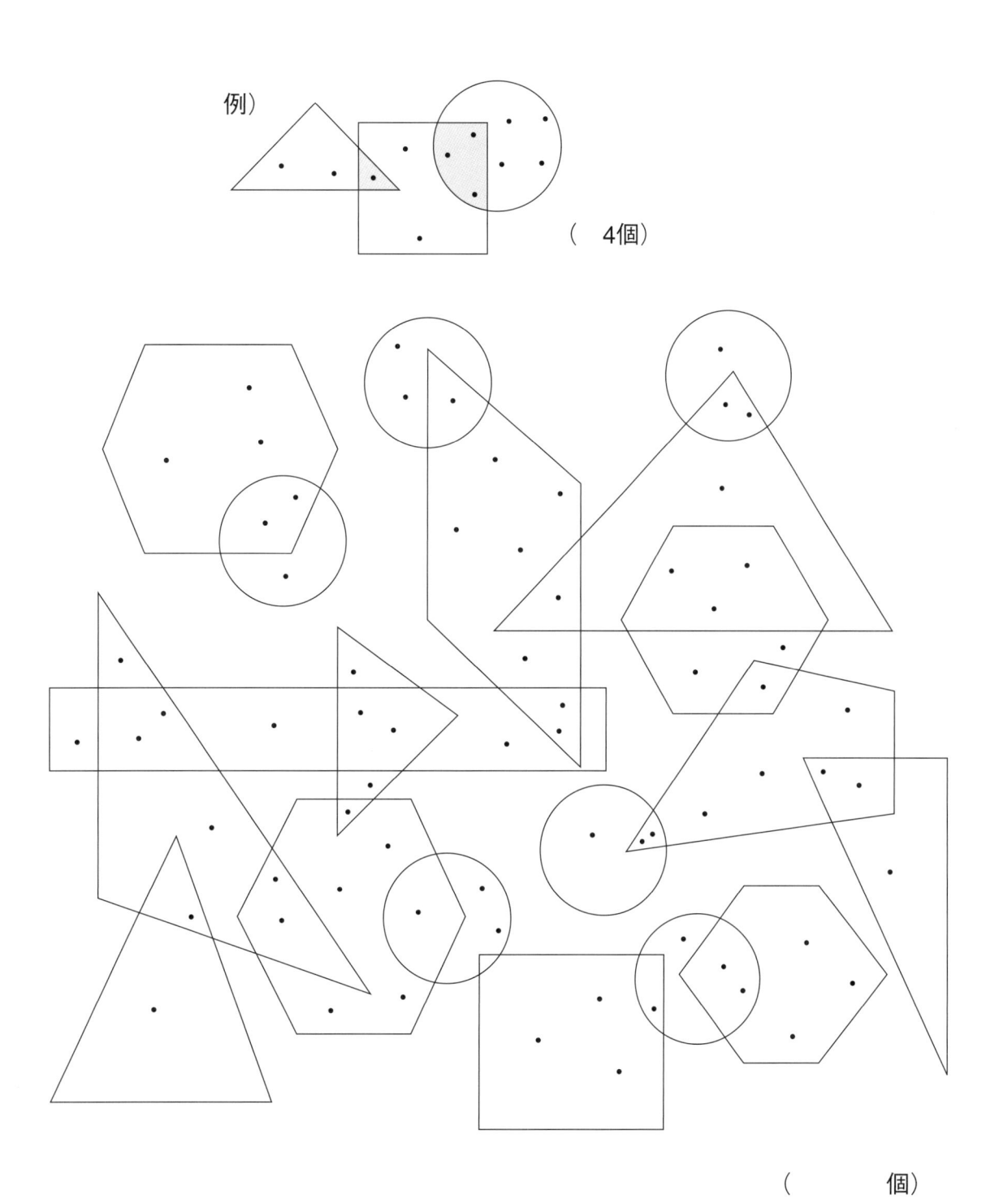

例）

（　4個）

（　　　個）

## 木曜日の練習11（5分）　へん選び

次にかではじまる漢字が並んでいます。そのへんが下の見本の文字のようにつちへんのものを選び出して斜めの線を引きましょう。終わったら、線を引いた漢字の数を数えて下の（　）の内に書きましょう。

見本　　場（ば）　増（ぞう）　坑（こう）

火 科 窩 科 花 化 下 香 課 可 家 価 過 蚊 果
架 顆 仮 華 加 荷 寡 佳 袈 嘉 瓜 果 個 過 箇
貨 鹿 夏 歌 稼 渦 何 暇 嫁 禍 苛 河 伽 霞 菓
掛 禾 鍋 榎 樺 貝 会 回 階 海 界 解 開 塊 灰
介 潰 快 戒 改 壊 怪 械 悔 絵 戎 蟹 廻 皆 拐
懐 堺 晦 恢 顔 柿 核 角 格 殻 各 掻 隔 拡 覚
郭 確 革 獲 穫 廓 較 撹 冠 間 感 官 館 管 寒
巻 観 缶 完 刊 患 勘 環 艦 棺 汗 肝 看 寛 監
菅 陥 甘 幹 歓 関 還 韓 勧 漢 喚 乾 貫 簡 慣
閑 函 堪 換 緩 憾 敢 潅 柑 神 舘 甲 狩 雁 刈

（　　　個）

## 練習の自己評価

今日の練習は100点満点で何点位になりますか？予想して書きましょう。

今日の練習はどうでしたか？下の項目で該当するものに○をつけて下さい。いくつ○をつけてもかまいません。

1. 楽しかった。

2. やるのが少し面倒くさかった。

3. 途中で嫌になった。

4. 途中で嫌になったが、我慢してやった。

5. 途中で嫌になったが、休んでまたやった。

6. 誰かと一緒にやると、もっと楽しいだろうと思った。

7. やり終わったら、とても疲れた。

その他感じたことを何でも書きましょう。

## 金曜日の練習　　準備するもの：鉛筆かペン、色鉛筆、タイマー

金曜日の練習1（5分）　　かな文字読み取り

次のページをみて下さい。左列の1番上の文字と右列の1番上の文字を大きな声で読んで下さい。ついで左列の2番目の文字と右列の2番目の文字を読んでいきましょう。同じように下まで読んでいって下さい。できるだけ早く正確にやりましょう。やりやすいように定規を使ってはいけません。あなたの目だけを使いましょう。また、左右が同じ文字の組み合わせが何組あったか数えて、下の（　）の内に書きましょう。

をつかうきおくくんれんのためによりこうかてきなそふとかいはつがあるとよいが

（　　　組）

こうつうじこによるのうのがいしょうでもきおくがわるくなることがあるぱそこん

## 金曜日の練習2（5分）　数字読み取り

練習問題をみて下さい。練習1と同じように左の数字と右の数字を間違いなく大きな声で読みましょう。ずっと下まで読んでいって下さい。左右の順番をずらしてはいけません。左右が同じ数字の組み合わせが何組あったか数えて、下の（　）の内に書きましょう。

| | |
|---|---|
| 7 | 8 |
| 5 | 9 |
| 2 | 6 |
| 0 | 6 |
| 1 | 0 |
| 4 | 3 |
| 5 | 2 |
| 6 | 8 |
| 7 | 2 |
| 73 | 1 |
| 5 | 9 |
| 4 | 7 |
| 1 | 5 |
| 8 | 1 |
| 5 | 9 |
| 2 | 6 |
| 4 | 8 |
| 1 | 42 |
| 0 | 5 |
| 2 | 6 |
| 9 | 0 |
| 82 | 7 |
| 5 | 1 |
| 5 | 8 |
| 3 | 7 |
| 6 | 61 |
| 8 | 4 |
| 7 | 9 |
| 0 | 3 |
| 6 | 2 |
| 4 | 8 |
| 7 | 0 |
| 6 | 6 |
| 4 | 8 |
| 1 | 5 |

(　　　　組)

# 金曜日の練習3（5分）　　文字選択

シート1と2にはたくさんの文字が書いてあります。Hの文字をみつけたらそれを○で囲んで下さい。これをできるだけ速やかにやって下さい。シート1、2を両方終えたら、それぞれ○をつけたHの数を数えて下の（　　）の内に書きましょう。

シート1

GAPAWPBPHNDPKJHMHNGBPIKUJN
YHBPKMJNBHGVPRVGFCEDPOLKIJU
PDESPHBYGVPSZPVFCDPYHGTFREP
WAQPGYTFRPKIMJPLOKIPLOKIJUHY
PYGPYBHPGGHNTRYHVRPRVPPIUPE
CTPWXPCNUKMPDCEFVRGTBPNUJP
NYJPGTPBNJUMNYBHTGVRFPPYNB
HTGVRPNYBHTGPIKMUJNYHPNYBH
TGPVFCEPBHYTGVPWSQZPCEDXPRC

（　　　個）

シート2

TBHGFPTJNHPLOIKMPBTGPWXSZPB
TGVRFPOLIPMKUJPNYNPBTGPVFED
PWXVGRFPYHBPMIKPLOIKUPGBTVR
PXWSZPGTFRVPMUJNPOLKMPUJNY
HBPCEDWXSPSWZPNYBHPMIKUJNP
LOIKPBTGVRFCPZPBYHPMKUJNPLOI
KPUJVFPPVRFCEPXSWZPYHBTPMKI
UJNPOLIKPYHBTGVPXSWPZSPVPMN
JUPMKUJNPBHFGPNJHFBGPKMUJP
OIKUJPYBGTVRPCDEXPVFCPIKMUJ
NPVRFPIKUJYPVFCDPWXSPBGTVFPJ
UNYBHPPPMKIUJNYPBHTGVRFPXD
WSPZSPMUJNYPKMIUPJNYBHPCEPX
WPBTGVRPMUJNYHPMIKPBTGVPCE
DWXSPZSPYHBTGVPPMIKNUJPTGVP

(　　　個)

# 金曜日の練習4（5分）　図形選択

下にある図形は丸のなかに納まっているものと離れてしまっているものが混ざっています。　同じ形を線で結び、そのセットの数を下の（　）の内に書きましょう。ただし、関係のない図形も含まれています。

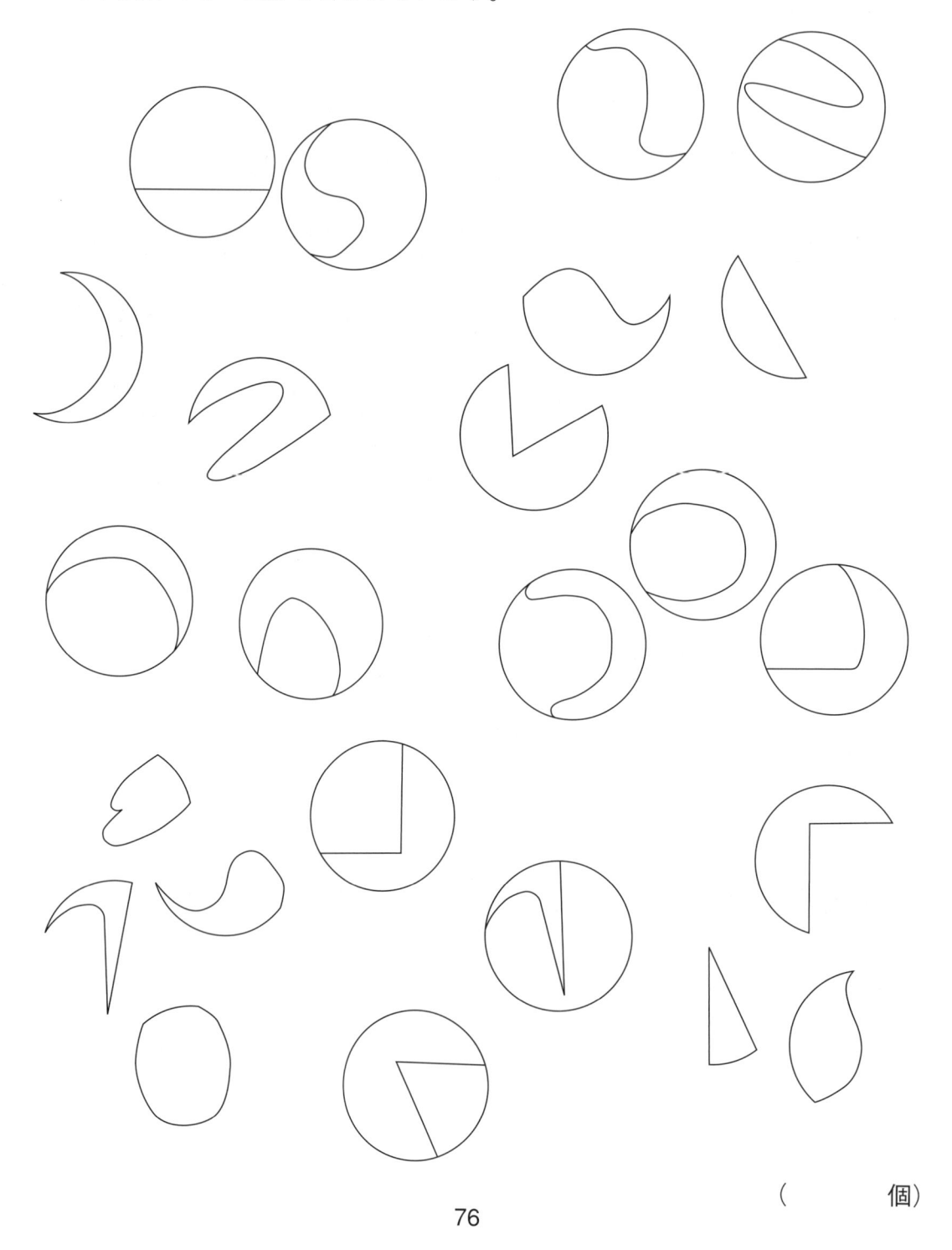

（　　　個）

# 金曜日の練習5（5分）　単語の文字選択

数字の右側にある単語を見て下さい。その下に並べてある文字列を見て、上の単語にふくまれる文字を10個だけ消しましょう。10個以上ありますが、消すのは10個だけにして下さい。

1. しんくうかん
   しかくかくしかじかしんくうょかかかりんはんはりんへきこ

2. かいぼうがく
   かきかていいこんぴはゅむーずーかいてくのぼろじーうがく

3. でんしんばしら
   ららおんししがくぱばをんんきしかいそれしばじはけけかく

4. しょうたいじょう
   しょオラたいンダうベルリンじょのかべうはいけいきしょう

5. せいぶつがく
   まいったせいぶつもうがくこうさんあるふぁがくぶつがくく

6. えいごイタリアご
   えせんろごいいくイタごりくかアえろいごもりいのなかえい

7. きじゅんち
   たいきいとうくじあゅじかきらすじゅちんゅはなめいろたへ

8. せんりゅう
   あせもせぬんこれりゅもしうないせとふんゆのうくれりゅう

9. ゆうびんぶつ
   ゆぶつうゆうびんおばけびんうゆうのびんぶつゆうびんぶつ

10. おおさかじょう
    おかんおさかんかじふはさおふふほほこれでおわりですょう

77

## 金曜日の練習6（5分）　　数選択

下に書いてあるたくさんの数を見て下さい。8を見つけたら○で囲んで下さい。これをできるだけ速くやって下さい。シート1、シート2を両方終えたら、それぞれ○を付けた8の数を数えて下の（　）の内に書きましょう。

### シート1

8765928734762543746528376452973654

76528763476524764654235432321321435

4141654376512204985723476527654198 2

37461236541982730491877263409182358

16752376234987658765238764918273640

9875324567845876513847691837687645 1

38765418726354871625498172634098139

876716376576541762347654123871624 39

81736908710983740102938461762534176

23546098475876123510398471765341987

36498172364787653876548762638762876

49583765730485729917269190203928786

(　　　個)

シート2

1 9 2 3 8 7 6 1 9 8 2 7 3 6 4 9 1 8 7 2 3 6 4 9 1
8 7 2 3 6 4 9 1 8 7 2 3 6 4 1 9 8 2 3 7 4 1 7 6 2
5 3 4 9 8 1 7 2 3 6 4 9 1 8 7 2 3 6 4 0 8 1 3 2 4
1 2 3 9 8 4 7 1 6 2 9 3 8 7 4 6 1 9 8 2 7 3 6 4 9
1 8 7 2 3 6 9 8 1 7 2 3 9 8 4 7 1 8 7 2 6 3 5 4 8
7 1 6 3 5 4 8 7 1 9 3 8 7 4 0 1 9 8 3 7 0 1 9 8 2
3 4 7 6 1 9 8 2 3 7 6 4 8 9 1 1 2 3 8 9 4 7 6 1 9
2 8 3 7 4 6 1 7 6 7 6 1 5 3 8 7 4 6 1 9 2 7 3 6 4
9 1 8 7 3 6 0 1 9 8 3 6 8 7 4 6 5 1 8 7 2 3 6 4 1
7 3 1 9 8 3 7 6 4 1 9 8 3 7 4 1 9 2 3 4 8 7 1 6 5
3 9 8 5 7 6 1 1 2 3 9 8 4 7 1 6 3 9 4 8 7 1 6 2 3
9 8 4 7 6 1 9 8 2 7 3 4 9 8 1 7 6 2 3 9 4 8 7 1 9
3 8 7 4 9 1 8 7 3 4 9 8 7 1 9 3 7 4 7 6 5 1 3 7 6
5 4 6 7 2 5 1 6 7 3 7 6 5 4 1 3 7 6 4 1 3 4 6 5 1
5 4 1 3 5 4 1 6 5 4 1 7 6 3 5 4 7 6 1 2 2 4 5 8 7
6 9 4 8 7 2 8 5 7 6 9 2 4 8 1 3 7 8 1 6 3 9 8 7 1
6 8 1 0 3 9 1 5 3 7 6 1 5 3 9 1 8 7 0 8 1 3 9 7 6

(　　　個)

# 金曜日の練習7（5分）　同じ図形

右側に並んでいる図形と同じものを、左側の図形から見つけて同じ番号をふりましょう。

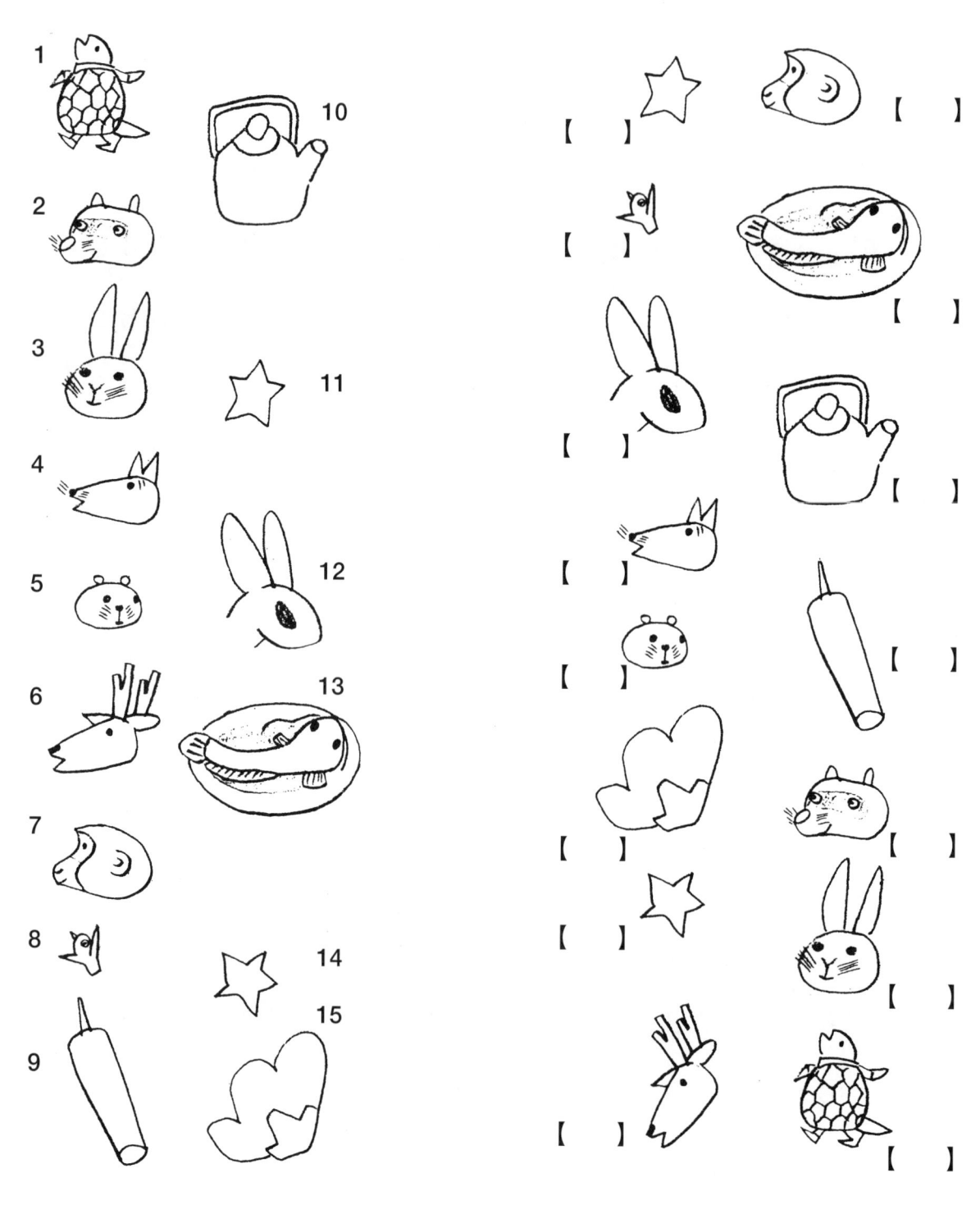

**金曜日の練習8（5分）　書き写し**

左側の三角形の中に見える文字を右側の三角形の中に正確に書き写して下さい。間違いもすべて同じようになるべく速く写しましょう。

熱唱
乾したは
し不景気で金
策に走り回るおは
すべての壁を崩してい
こかなしめている。焼きを

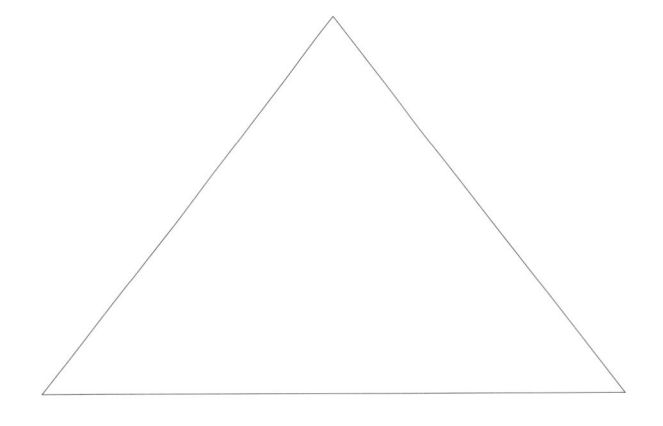

定年後
恐れ新書発
昔数壮大、視点
近代文学名場面わん
ばく少年全体で2戸30
までふふくたんでみたいのだ

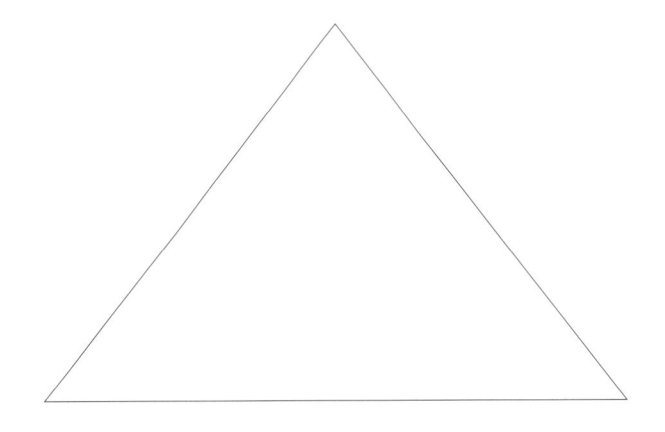

平和
な社会で
オリンビックを
開くという使命英語
ドイツ語堪能もっと前後
にもっと強くもっと美しくな

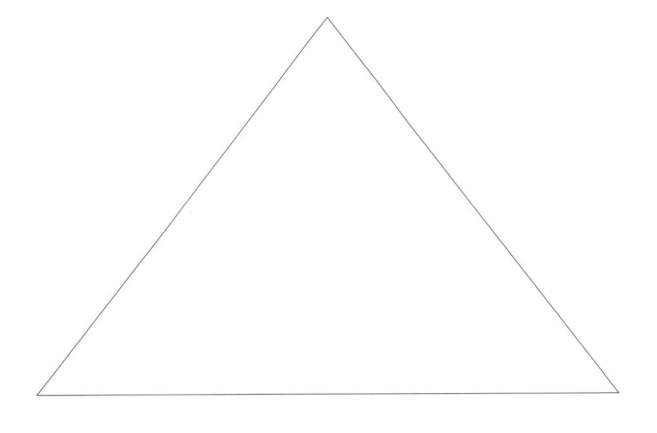

# 金曜日の練習9（10分）　絵の写し

下の中央にある模様を、その左右の空いた枠の中に速やかに写しましょう。両側の枠に写すことを忘れないこと。

## 金曜日の練習10（5分）　図の部分選び

下の図形で2つの図形が重なっている部分に色を塗りましょう。塗り終わったらその部分の点をすべて数えて下の（　）の内に書きましょう。

例）

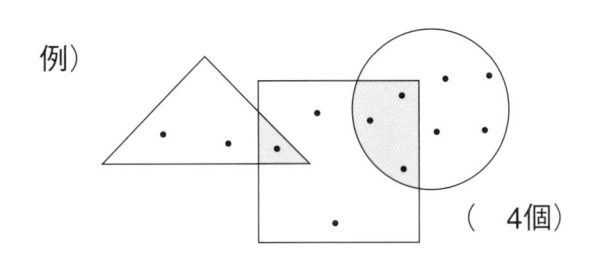

（　4個）

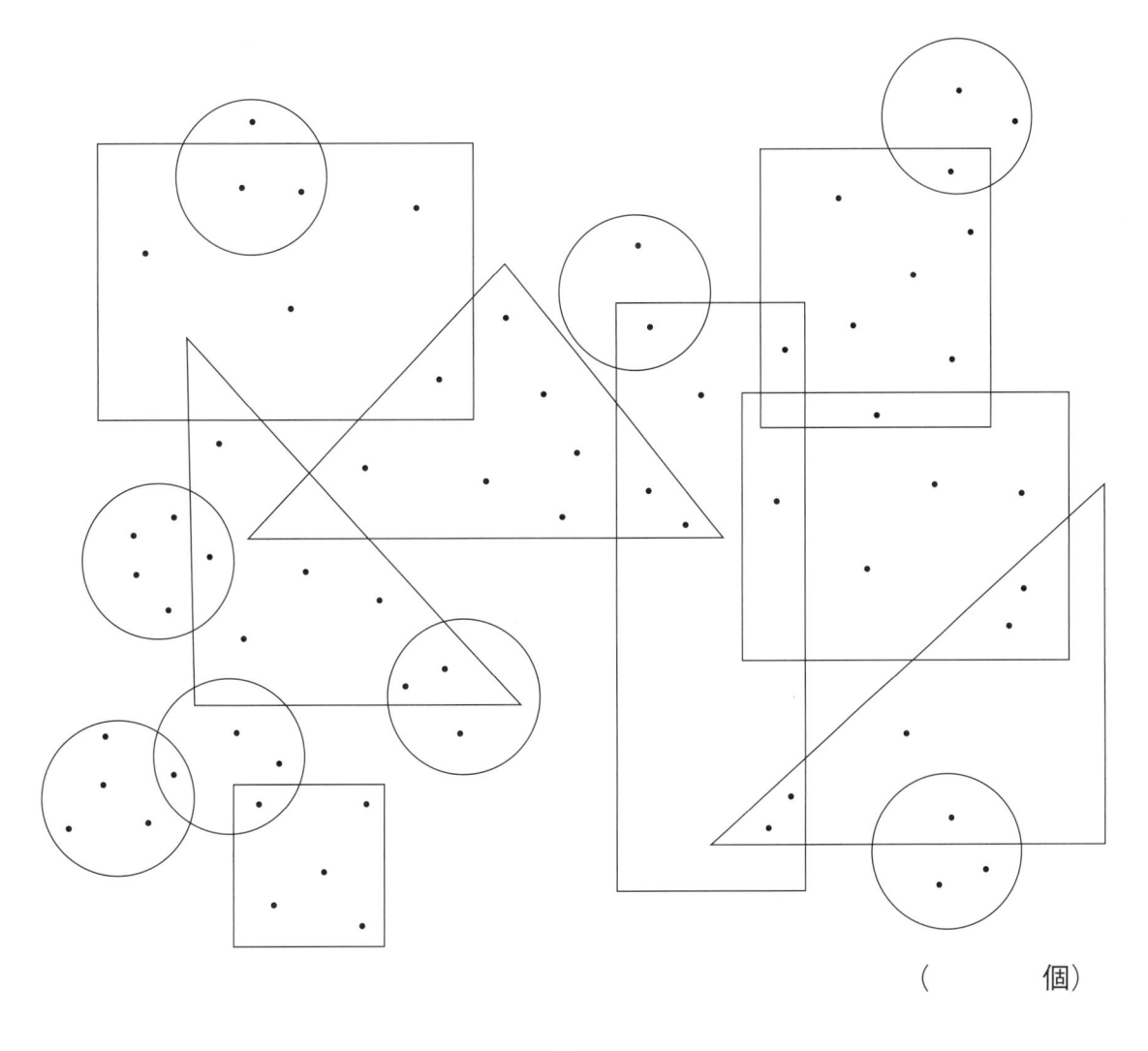

（　　　　個）

## 金曜日の練習11 (5分)　へん選び

次にかではじまる漢字が並んでいます。そのへんが下の見本の文字のように、にんべんのものを選び出して斜めの線を引きましょう。終わったら、線を引いた漢字の数を数えて下の（　）の内に書きましょう。

見本　　従（い）　依（い）　化（か）

火 科 窩 科 花 化 下 香 課 可 家 価 過 蚊 果
架 顆 仮 華 加 荷 寡 佳 袈 嘉 瓜 果 個 過 箇
貨 鹿 夏 歌 稼 渦 何 暇 嫁 禍 苛 河 伽 霞 菓
掛 禾 鍋 榎 樺 貝 会 回 階 海 界 解 開 塊 灰
介 潰 快 戒 改 壊 怪 械 悔 絵 戎 蟹 廻 皆 拐
懐 堺 晦 恢 顔 柿 核 角 格 閣 殻 各 掻 隔 拡
覚 郭 確 革 獲 穫 廊 較 撹 冠 間 感 官 館 管
寒 巻 観 缶 完 刊 患 勘 環 艦 棺 汗 肝 看 寛
監 菅 陥 甘 幹 歓 関 還 韓 漢 喚 乾 簡 慣 閑
函 堪 換 緩 係 敢 潅 柑 神 舘 甲 狩 雁 刈 鴨

（　　　個）

## 練習の自己評価

今日の練習は100点満点で何点位になりますか？予想して書きましょう。

今日の練習はどうでしたか？下の項目で該当するものに○をつけて下さい。いくつ○をつけてもかまいません。

1. 楽しかった。

2. やるのが少し面倒くさかった。

3. 途中で嫌になった。

4. 途中で嫌になったが、我慢してやった。

5. 途中で嫌になったが、休んでまたやった。

6. 誰かと一緒にやると、もっと楽しいだろうと思った。

7. やり終わったら、とても疲れた。

その他感じたことを何でも書きましょう。

FM練習帳

脳損傷のリハビリテーションのための方法
TBIリハビリテーション研究所　子日とも　藤井正子

---

# 見る注意力の練習帳　Ⅱ

氏　名　_____

実施日　　　　　年　　　　　月　　　　　日　から
　　　　　　　　年　　　　　月　　　　　日　まで

# 内 容

**第2週**

覚え書き

練習12　カード選択

練習13　ポスタルガイド

練習14　迷路

練習15　図形と線

練習16　同じ景色

練習17　分類

練習18　漢字書き取り

練習19　郵便を出す

練習20　模様

練習21　新聞から

練習の自己評価

## 覚え書き

- 練習は最も1日のうちで集中できるときを選んでやるようにしましょう。
- 集中力がなくなったらやめてもよいですが、あとでまた始めましょう。
- 各練習の（　）内の予定時間は一つの目安です。最初の練習帳は自分のペースでやり、次は時間を気にしてやることもよい考えです。
- 練習終了後、貴方が100点満点でどのくらいできたか予想して書いて下さい。

月

## 月曜日の練習　　準備するもの：鉛筆かペン、黒と赤、青の色鉛筆かペン、はさみ、のり、新聞、タイマー

### 月曜日の練習12　カード選択

1日目は、シート1～2に示したカードに指定された色を塗り、すべてのカードを切り取りましょう。切り取った図形を混ぜて、次のように分類して下さい。1．黒のカードと、赤のカードと、青のカードをそれぞれまとめましょう。2．模様が書いてあるものと数字が書いてあるものを、それぞれまとめましょう。

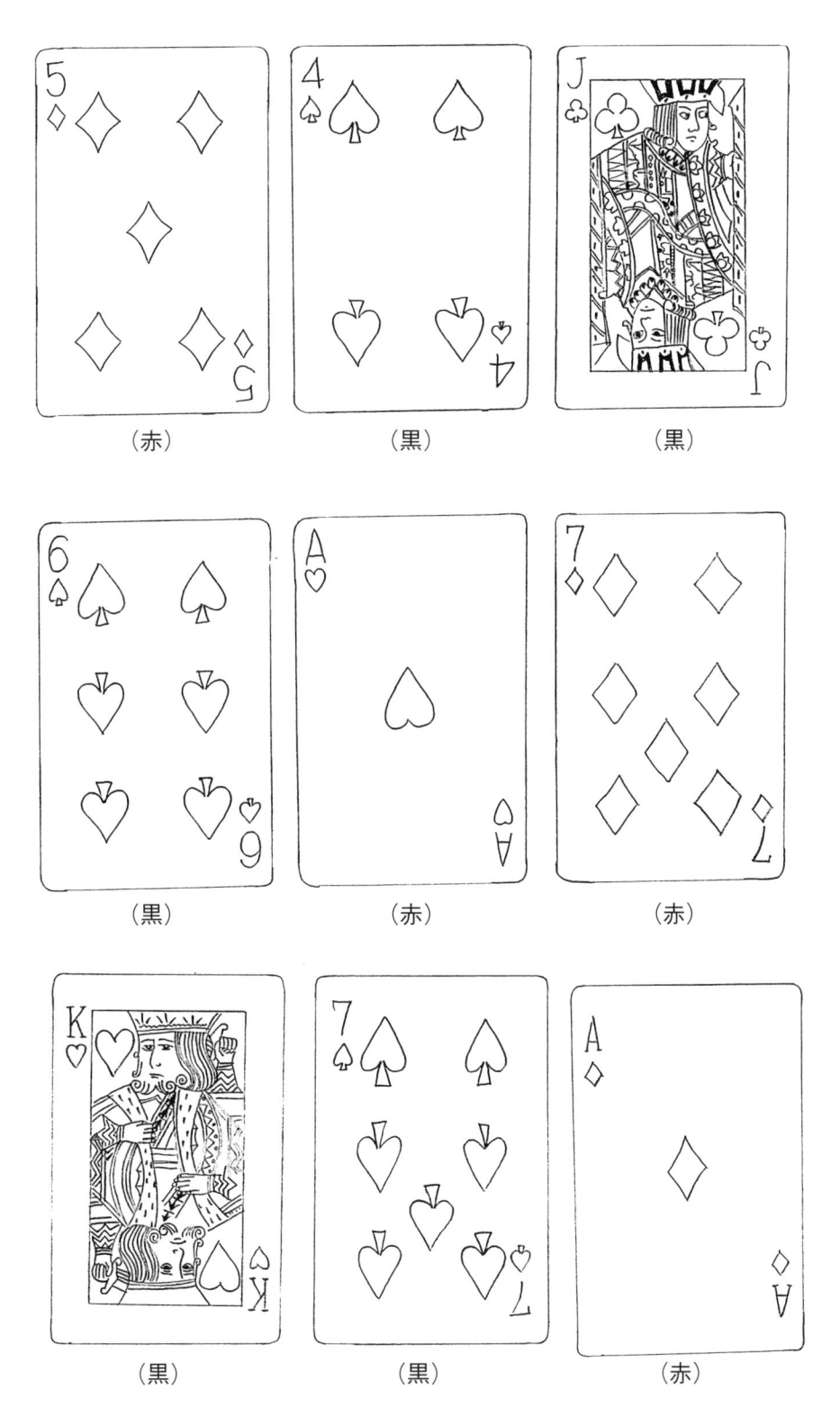

シート1

| 5◇ | 4♠ | J♣ |
|---|---|---|
| (赤) | (黒) | (黒) |

| 6♠ | A♥ | 7◇ |
|---|---|---|
| (黒) | (赤) | (赤) |

| K♥ | 7♠ | A◇ |
|---|---|---|
| (黒) | (黒) | (赤) |

シート2

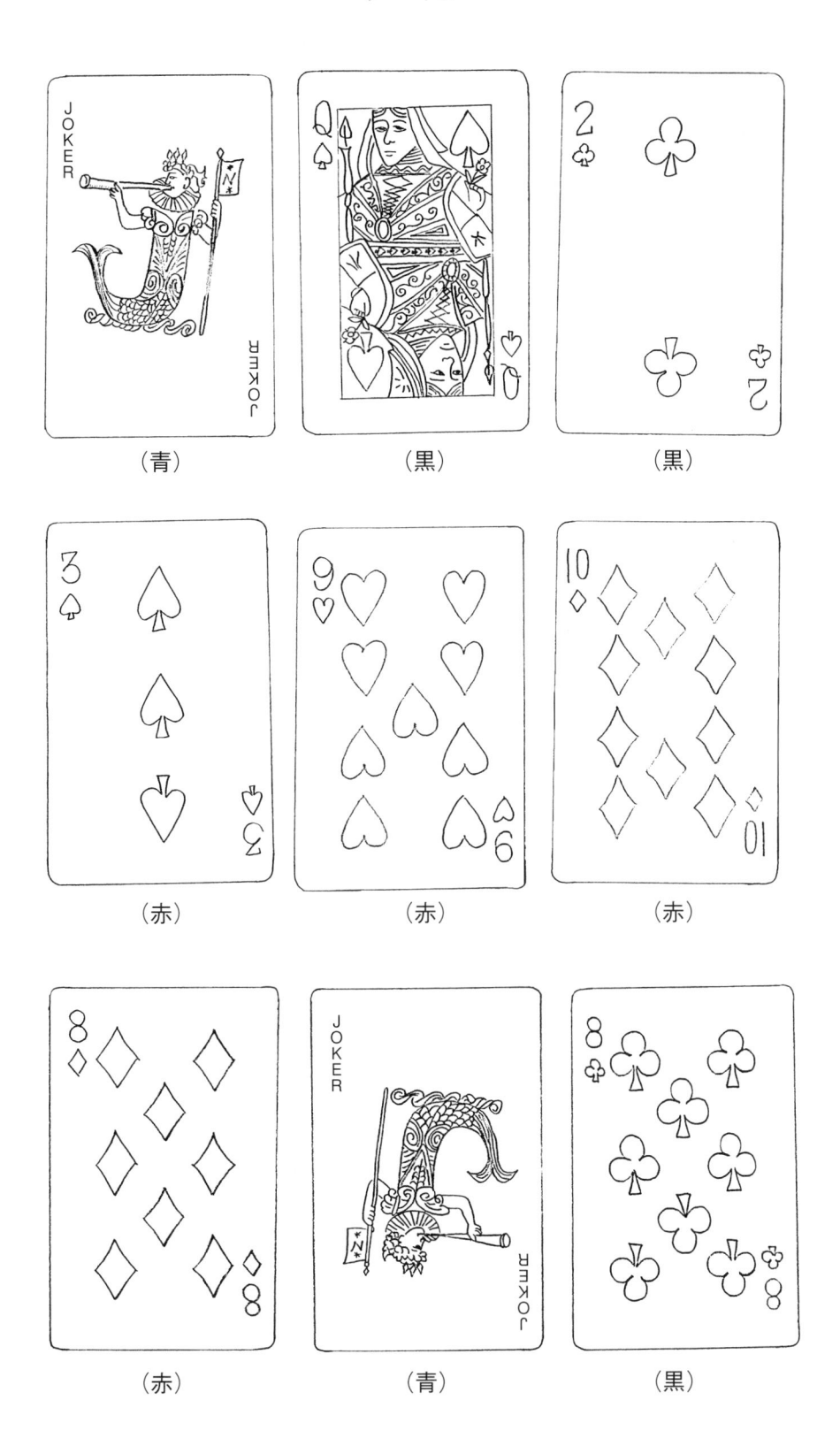

(青)　(黒)　(黒)

(赤)　(赤)　(赤)

(赤)　(青)　(黒)

# 月曜日の練習13（5分）　ポスタルガイド

1. 下に示したのはポスタルガイドから選んだページです。その中から384-0097、379-0225を探して、その地名を○で囲みましょう。

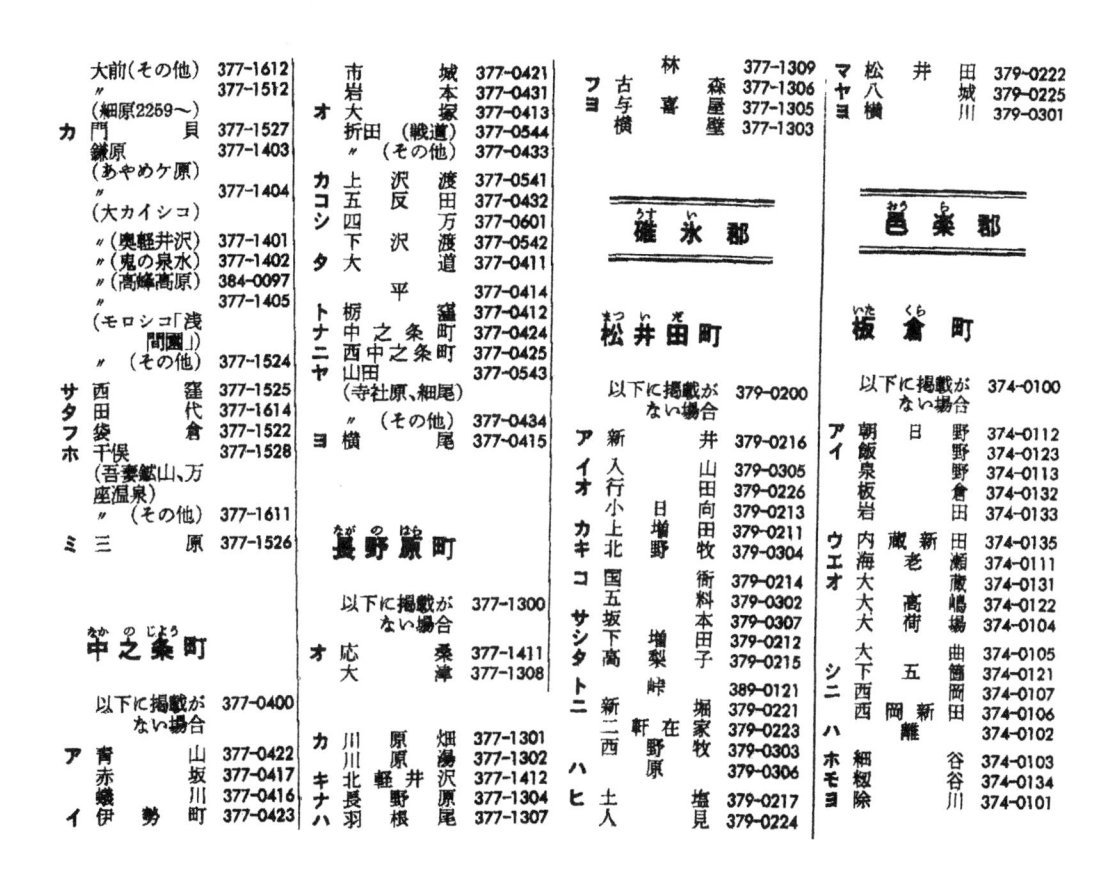

[ポスタルガイドのページ画像]

2. 上にある郵便番号で2を2つ以上使っている郵便番号を下にすべて書き出しましょう。

## 月曜日の練習14（5分）　迷路

中心場所までの迷路をやってみましょう。鉛筆かペンで通った道を書いて下さい。時間が過ぎたら途中でもやめましょう。

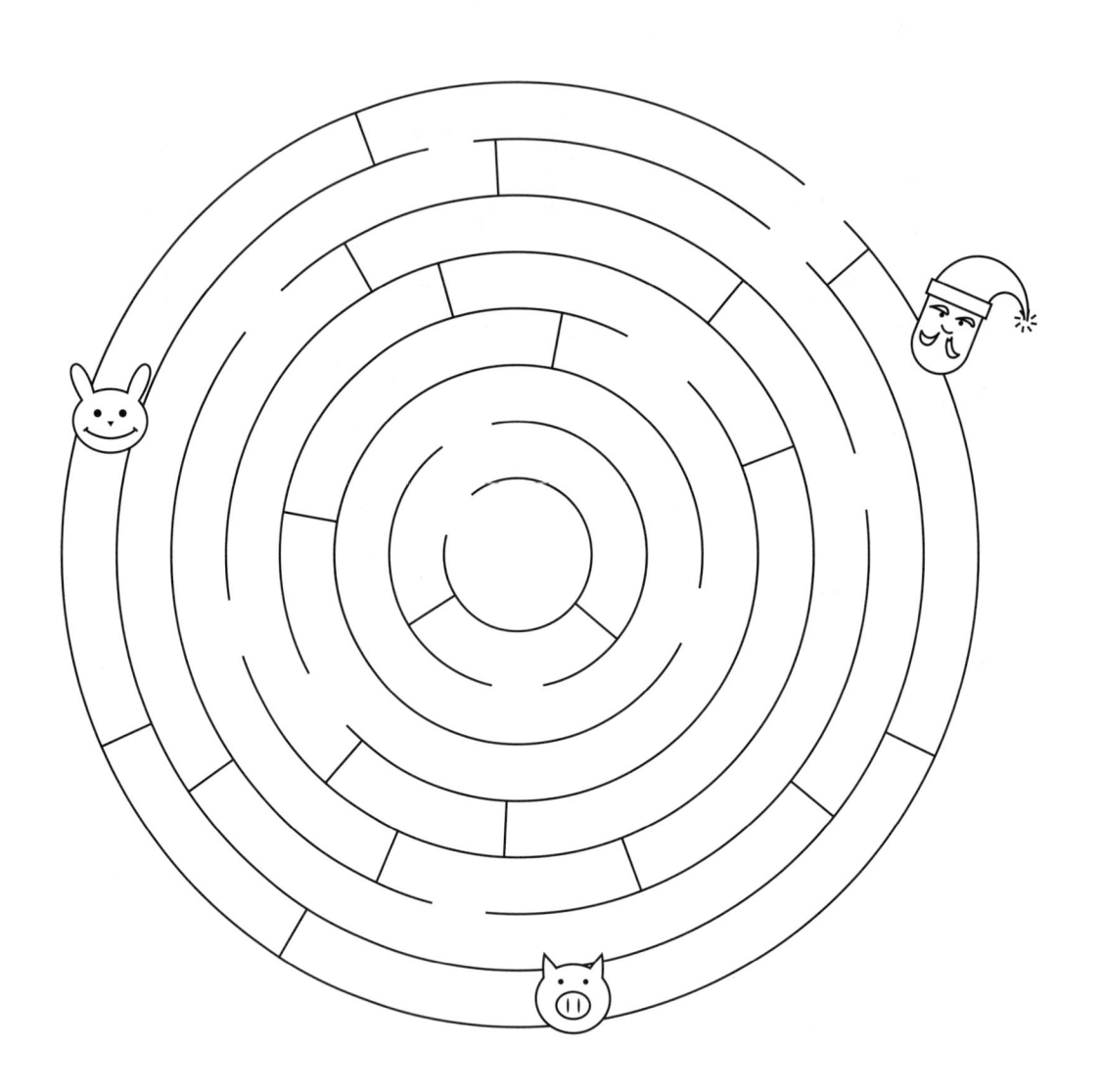

# 月曜日の練習15（5分）　図形と線

1. できるだけ正確にあなたの判断で、それぞれの図形の中心を通るなるべく長い線を図形内に引きましょう。定規などの道具を使わないで下さい。自分の勘だけが頼りです。

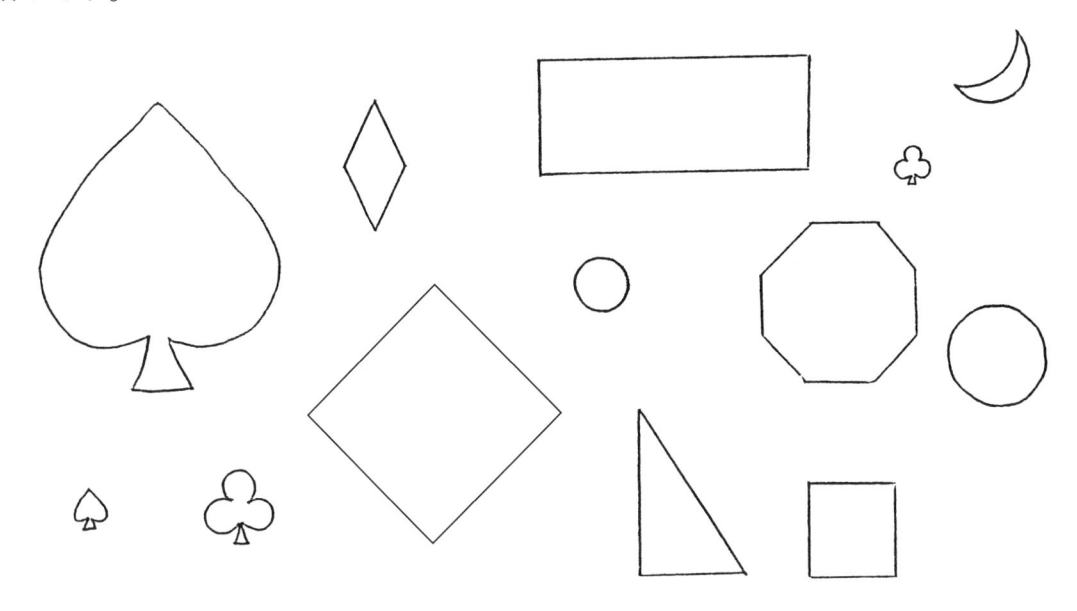

2. 左下に書いてある線と同じ長さの線を探しましょう。定規は使わず、あなたの勘だけで選んで、線の前に○をしましょう。

## 月曜日の練習16（5分）　同じ景色

図の中の人物が持っている絵には下の絵の景色の一部分が描いてあります。絵と同じ景色を下から探して、（　）の内にその絵の番号を書きましょう。

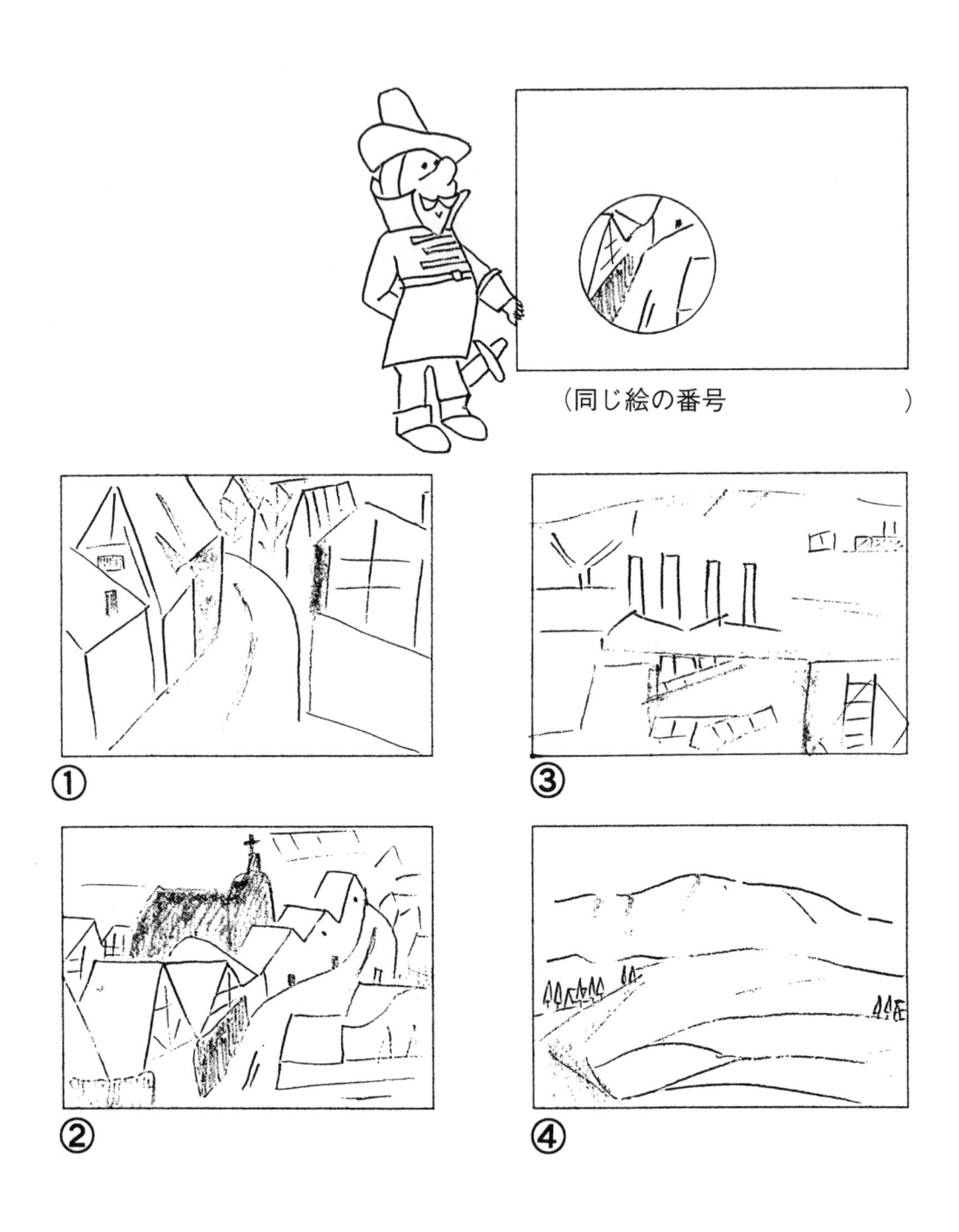

（同じ絵の番号　　　　　）

① 　　　　　　③

② 　　　　　　④

# 月曜日の練習17（5分）　分類

次に示した模様や文字を同じ種類のものに分類しましょう。同じ種類の絵に○＋□△など、同じマークをつけましょう。

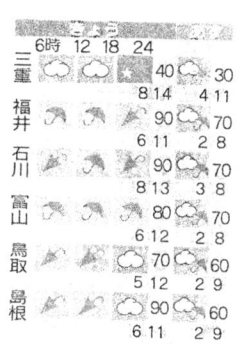

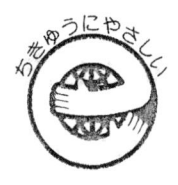

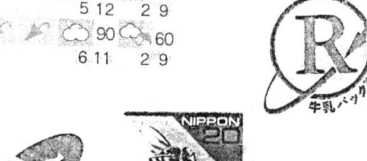

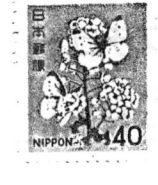

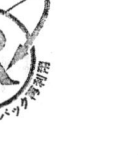

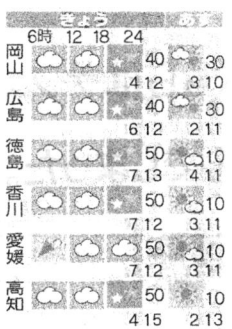

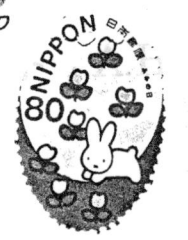

# 月曜日の練習18（5分）　漢字書き取り

はじめに文章が書いてあります。その中に出てくる漢字を下に書き写しましょう。それから文章にぴったりの題名を考えましょう。

岩波新書の味と香りの話を読んで、面白いと思った話があります。味蕾は舌の上にだけあるものと思っていましたが、喉の奥から食道の上の部分にも沢山分布しているようです。一説によると、喉の奥の味蕾は水や二酸化炭素（ビールのあわの成分）によく反応するらしい。そこで、喉が乾いているとき、ビールを飲むとおいしく感じるのは、ビールで水と二酸化炭素の両方を感じて"のど越しの味"を楽しんでいるためと分かりました。

【漢字】

【題名】

## 月曜日の練習19（5分）　郵便を出す

あなたは知人に手紙を出すことにしました。次のページの切手を切り取りましょう。そして下に示した料金表を参考にして、次の2枚のシートのハガキや封書の決められた場所に料金分の切手を貼ってみましょう。

参考：ハガキ　50円、封書（25gまで）80円、速達料金（250gまで）270円、
　　　書籍（250gまで）210円、航空郵便封書（25gまでアジア）90円

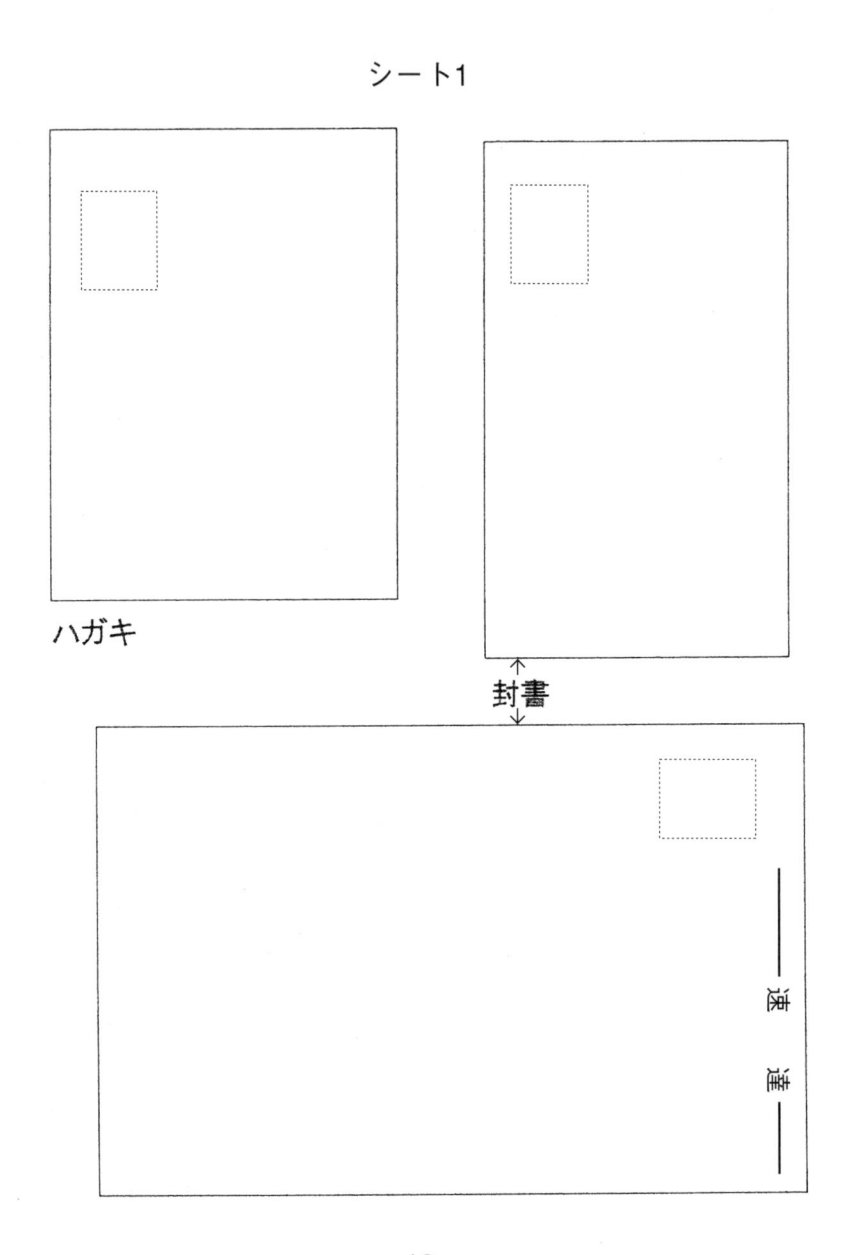

シート1

ハガキ

封書

速達

シート2

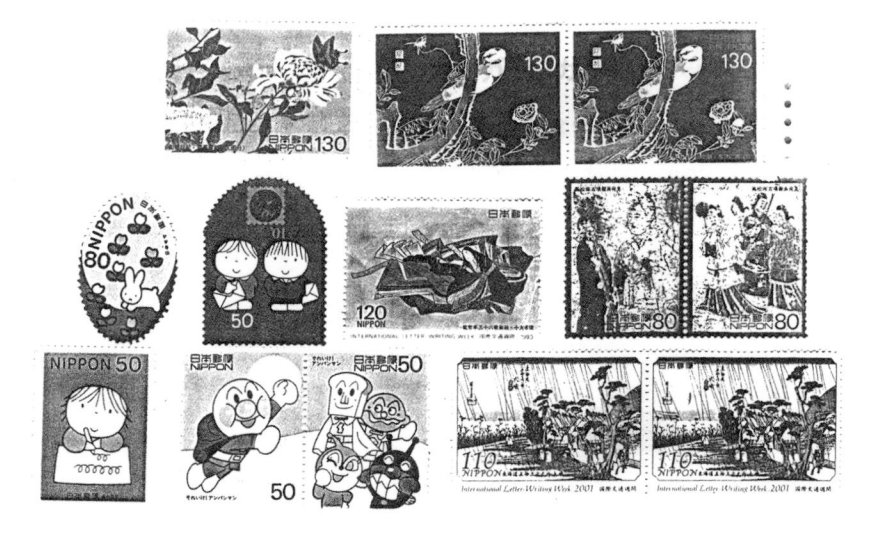

書籍

**月曜日の練習20（5分）　　模様**

シートに書いてある文字のうちすべての m を塗りつぶしましょう。どんな模様が出てくるでしょうか？

（　　　　　　　　の模様）

rewqwertyuioplkj sdfghjklqwertyui nbvcxzsdfghjklpoiuyt
wertyuiopzxcvbn mm fghjkzxcvbn mmm sdfghjklqwertyu
opsdfghjklzxcvbn mmm zxcvbniop mmmm txdrzewqqwer
yuiopsdfghjklzxcv mmmm zxccvbn mmmm hjklpoiuytrew
lqwertyuiopqwert mmmm sdfg z mmmmm qwertyuioplkjh
sdfghjklqwertyuio mmmm wert mmmm gfdsdfghjklzxcvb
pqwertyuiopsdfghj mmmm zxcv mmmm uiopsdfghjkzxcvb
tyuiopdfghjkzxvbxc mmm qwer mmmm sdfghjklqwertyuiop
vbdfghjqwertywerty mmm tyui mmmm sdfghjklqwertyuiopq
yuioplkjhgfdszxcvbn mmm qwer mmm wertyuiopsdfghjklzxcv
tyuiopsdfghjklzxcvb mmm plok mmm pqwertyuiopsdfghjklz
rtyuiopsdfghjkzx mmmmmmmmmm sdfghjklqwertyuiop
rtyuiopsdfghjkl mmmmmmmmmmm qwertyuiopsdfghj
hjklqwertyuio mmmmmmmmmmm sdfghjklqwerty
rtyuiopzxcvb mmmmm vbn mmmm zxc mmm uiopqwertyuio
yuiopqwerty mmmmm dfg mmmmm vbn mmm sdfghjklqwer
sdfghjklqwert mmmmm mmmmmmm mmmmmmm uidfghizxcvbn
tyuiopqwertyu mmmmmmmm mmmmmmmm zxcvbnxcvbn
tyuiopqwe mmmmmmm mmm vbn mmmmmmmm erty
sdfg sdfghjklqwe mmmmmmm zx mmmmmmm fghjklzxcvbn
hjqwertywerty mmmmmm mmmmmm mmmmm iopqw
zxcvbn mmmm mm mmmmmmmmmm o dfghjklzxcvbn
hjk uidfghjzxcvbn mmmmmmmmm nopqwertyuiopsd
iopdfghjkzxvbxcvbdfg we mmmmmmmm sdfghjklqwertyui tyu
sdfghjklqwertyuiopqwertyuiopsdsdfghjklqwertyuiopsdfghjkl
pqwertyuiopsdfghjklzxcvsdfghjklqwertyuiopqwe sdfghjklqwer

## 月曜日の練習21（20分）　新聞から

最近新聞に美しい広告などが増えています。知っておいてよい情報の広告をいくつか切り貼りして、次のページにあなたの作品を作りましょう。出来た作品にあなたが考えたテーマをつけましょう。また、知っておいてよい情報を下に書き写して覚えておきましょう。

(テーマ　　　　　　　　)

## 練習の自己評価

今日の練習は100点満点で何点位になりますか？予想して書きましょう。

今日の練習はどうでしたか？下の項目で該当するものに〇をつけましょう。いくつ〇をつけてもかまいません。

1. 楽しかった。

2. やるのが少し面倒くさかった。

3. 途中で嫌になった。

4. 途中で嫌になったが、我慢してやった。

5. 途中で嫌になったが、休んでまたやった。

6. 誰かと一緒にやると、もっと楽しいだろうと思った。

7. やり終わったら、とても疲れた。

その他感じたことを何でも書きましょう。

## 火曜日の練習

準備するもの：鉛筆かペン、黒と赤、青の色鉛筆かペン、はさみ、のり、新聞、タイマー

### 火曜日の練習21（5分）　カード選択

月曜日に作ったカードを使って次の数を数えましょう。

1. 黒でハートのカード　　　　　　　　枚

2. 黒でスペードのカード　　　　　　　枚

3. 赤でダイヤのカード　　　　　　　　枚

4. 青で模様のカード　　　　　　　　　枚

5. 赤でハートのカード　　　　　　　　枚

# 火曜日の練習13（5分）　ポスタルガイド

1. 下に示したのはポスタルガイドから選んだページです。その中から959-0134、949-1351を探して、その地名を○で囲みましょう。

（ポスタルガイドのページ）

2. 上にある郵便番号で2を2つ以上使っている郵便番号を下にすべて書き出しましょう。

## 火曜日の練習14（5分）　迷路

中心場所までの迷路をやってみましょう。鉛筆かペンで通った道を書きましょう。時間が過ぎたら途中でもやめましょう。

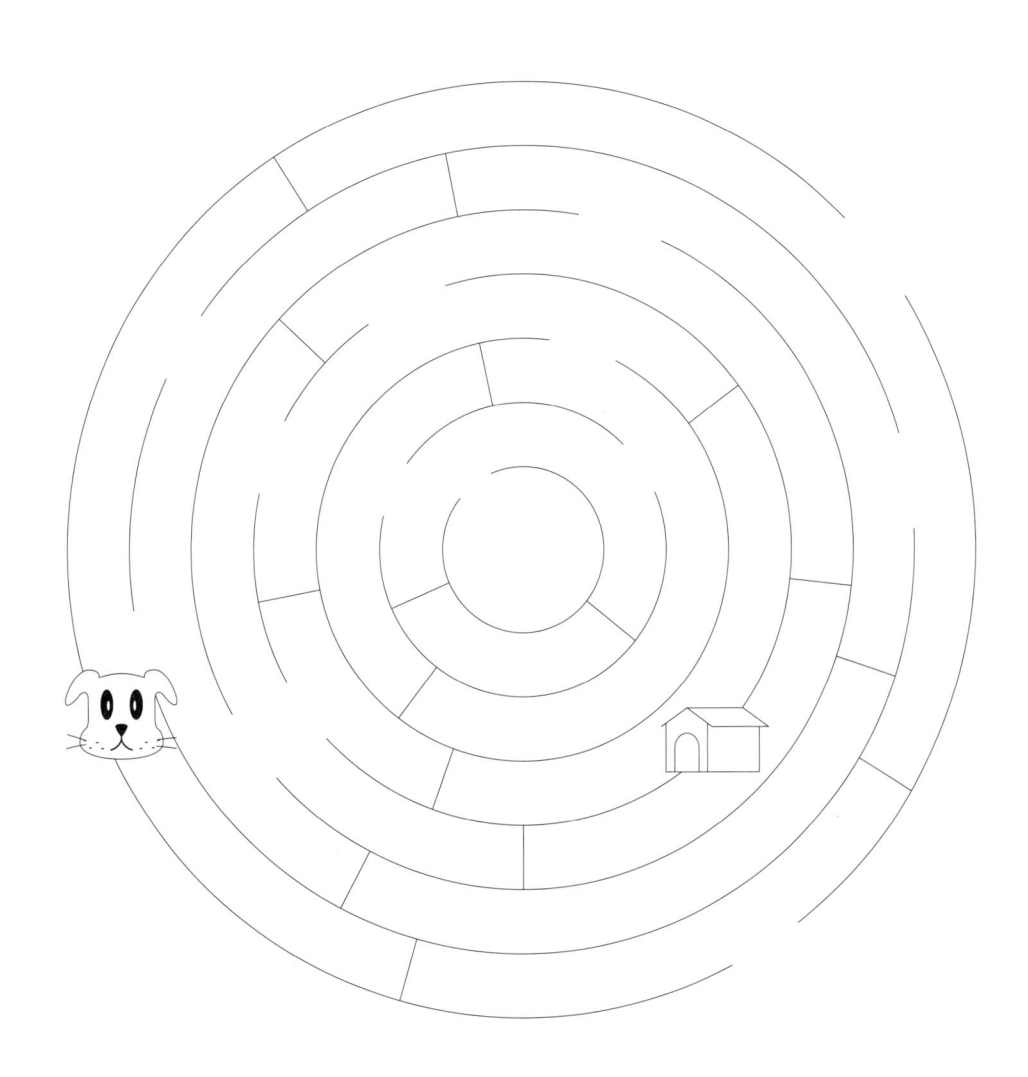

# 火曜日の練習15（5分）　図形と線

1. できるだけ正確にあなたの判断で、それぞれの図形の中心を通るなるべく長い線を図形内に引きましょう。定規などの道具を使わないで下さい。自分の勘だけが頼りです。

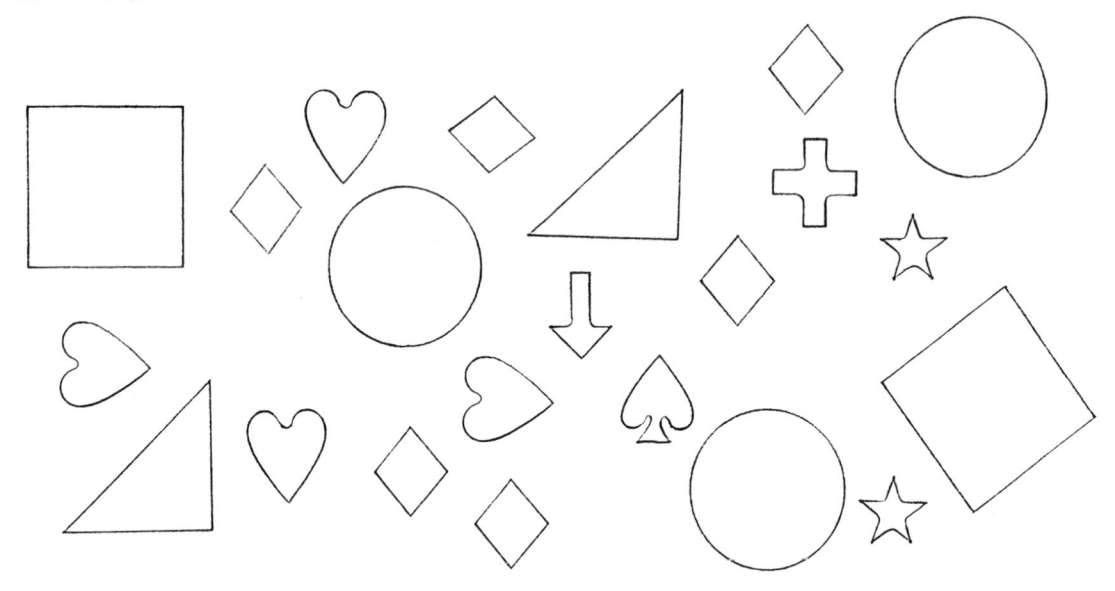

2. 左下に書いてある線と同じ長さの線を探しましょう。定規は使わず、あなたの勘だけで選んで、線の前に○をしましょう。

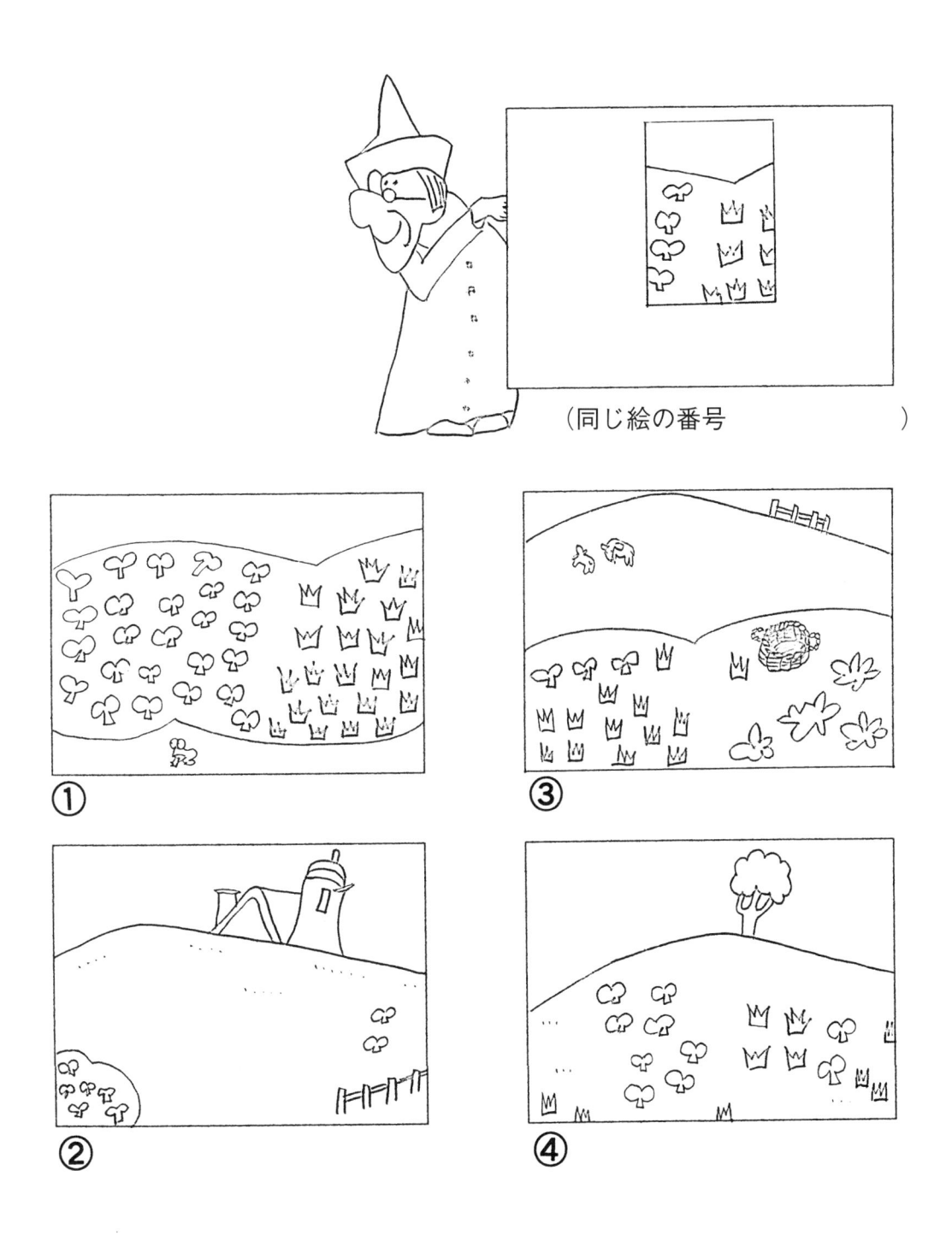

## 火曜日の練習16（5分）　同じ景色

図の中の人物が持っている絵には下の絵の景色の一部分が描いてあります。絵と同じ景色を下から探して、（　）の内にその絵の番号を書きましょう。

（同じ絵の番号　　　　　）

① ② ③ ④

## 火曜日の練習17（5分）　分類

次に示した文字を同じ種類のものに分類して下に書きましょう。

例）よこはま、とけい、ざぶとん、よる、ざいす、とんぼ、よいやま、
　　よろい、ざとういち

　　　⇨「よ」で始まる：よこはま、よる、よいやま、よろい
　　　　「と」で始まる：とけい、とんぼ
　　　　「ざ」で始まる：ざぶとん、ざいす、ざとういち


あかちゃん、からまつ、いぬ、なべ、からし、あれれ、おじいさん、
いす、おねえさん、おっとっと、おかあさん、あした、かわいい、
あけぼの、なかよし、なかま、いちご

⇨

# 火曜日の練習18（5分）　漢字書き取り

はじめに文章が書いてあります。その中に出てくる漢字を下に書き写しましょう。それから文章にぴったりの題名を考えましょう。

長い長い冬が来ました。窓にはぁっと息を吹きかけると、息はそのまま凍り付いて、ふしぎの国の星のような模様になります。木の根っこにあるほら穴や、木のほこらでは、動物達が冬の間眠り続けています。地面の下では、草や木の芽がじっとじっと静かに時を刻んでいます。外の林の木はビュービューと乾いた音を立てて鳴り、地面の上では草の間を駆け抜ける風だけが冬の響きを楽しんでいます。

【漢字】

【題名】

## 火曜日の練習19（5分）　郵便を出す

あなたは知人に手紙を出すことにしました。次のページの切手を切り取りましょう。そして下に示した料金表を参考にして、次の2枚のシートのハガキや封書の決められた場所に料金分の切手を貼ってみましょう。

参考：ハガキ 50円、封書（25gまで）80円、速達料金（250gまで）270円、書籍（250gまで）210円、航空郵便ハガキ世界中どこでも70円、航空郵便封書（25gまで北アメリカ）110円

シート1

シート2

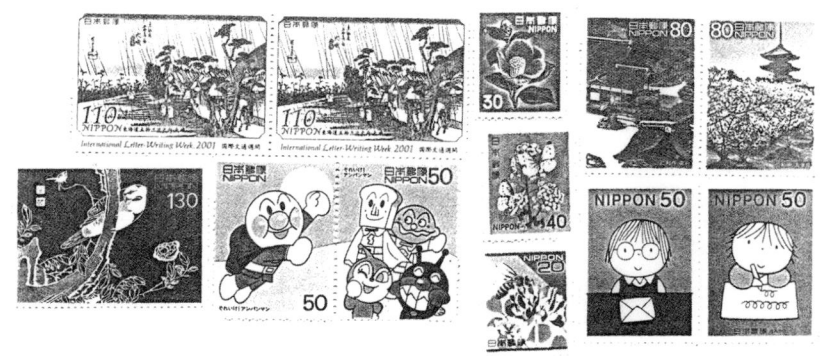

書籍

火曜日の練習20（5分）　模様

シートに書いてある文字のうちすべての k を塗りつぶして下さい。どんな模様が出てくるでしょうか？

（　　　　　　の模様）

zvfscdbxnvnmljjoyiyutyrterweqwasdsfdvdvcbxgzhfngmhj
iwyagstdfxvzcabsndmjuliohygtfrdvebwnxvagxiehwusyagat
uytrtwushdyegetdvsfsrkkkkwcsezdacsdxewfarqgstchvybn
cxvxcnbdhgsdytkkkkkk kkkyhnujmerf wsqadfrftgbyhujiolmju
dyeurjfyghfr kkkkkkkkk k kkkkkkkkmnbmnujmynhnggfev
gfdvdbxnce kkkkkkkkkkkk kkkkkkkkkkk ertyuytrewwertgfds
mvcnhow kkkkkkkkkkkkkkkkkkkkkkkk hhohigugjtyrhetfgdr
weuewpre kkkkkkkkkkkkkkkkkkkkkk efsewdawq kkk wre
iweyrsdsv kkkkkkkkkkkkkkkkkkkkl dvcwegfwet k tyu k et
hsghfsgfd kkkkkkkkkkkkkkkkkkko azwsxedcr kk k k uy
weytreiur kkkkkkkkkkkkkkkkkkk fvtgbyhnuj k q qwrq
oitrpoeruyq kkkkkkkkkkkkkkkktrreyutrut khjj k kkk fg
qwghasbvxnbv kkkkkkkkkkkkkaxzadfqwrfwk krqkd k hj
bvcxzasdfghjuytrewrftgbhgfdiolpiuytrewqasdfghjnxc kkk k kzwe
nbbgvfcxdzxzaqweedrftgyheeetyupoiuytrewqasdfghjnxc g k rty
oiuytre                                           k k fmgf
vbnmjk szxxvccbvnbmnjgjgfuhiroy ewqphgsdjhfdiutmnuygyt
hgfdsa k wqjhgfdsaasd xdtreghdfbhcxbv k cngfhgfmgjgityouypu
fdsaewa kkk mnbbvcxzxcvdfgasdwertyuk kylyouyluyouyljhpghg
xcmnvzvfsk k oiytoighjhgflgflgflgfprtotrli k k bfdvfdgdgfstfewgfe
usyag k kkkk gfjrueheydgfgadstredgscb kmk k fdqwxzqwzasfda
zxat kphmnyjtriyoiyuyrtrewqasdfghjlpoiuyt kuywk sgfdsytfdygfdn
cdbxnvnmljjoyiyutyrterweqwasdsfdvdk ghwe k vnmj r k vcbxgzhfngmhj
iwyagstdfxvzcabsndmjuliohygtfrdvkkkk hhohigugjtyrhetfgdrefs
uytrtwushdyegetdvsfsrwcsezdackkkkksdxewfarqgstchvybntyu
hjmiogufydfseaeqwq njgjgfuhiroy kkkk ewdawqszxxvccbvnbmfjgh
cxvxcnbdhgsdytweuyetrqwreqwfsdoiytoighjhgflgflgflgfprtotrligfj
hgsdjhfdiutmnuygytxctrsghasbvacxaxzadfqwrfwtrreyutrut ruehe

## 火曜日の練習21（20分）　新聞から

最近新聞に美しい広告などが増えています。知っておいてよい情報の広告をいくつか切り貼りして、次のページにあなたの作品を作りましょう。出来た作品にあなたが考えたテーマをつけましょう。また、知っておいてよい情報を下に書き写して覚えておきましょう。

（テーマ　　　　　　　）

## 練習の自己評価

今日の練習は100点満点で何点位になりますか？予想して書きましょう。

今日の練習はどうでしたか？下の項目で該当するものに○をつけましょう。いくつ○をつけてもかまいません。

1. 楽しかった。

2. やるのが少し面倒くさかった。

3. 途中で嫌になった。

4. 途中で嫌になったが、我慢してやった。

5. 途中で嫌になったが、休んでまたやった。

6. 誰かと一緒にやると、もっと楽しいだろうと思った。

7. やり終わったら、とても疲れた。

その他感じたことを何でも書きましょう。

**水**

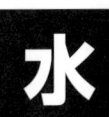

## 水曜日の練習
準備するもの：鉛筆かペン、黒と赤、青の色鉛筆かペン、はさみ、のり、新聞、タイマー

**水曜日の練習21（5分）　カード選択**

あなたもよく知っているように、トランプで赤いものはハートとダイヤです。その分類にあわないカードを選び出してそのカード名と色を下にすべて書きましょう。

# 水曜日の練習13（5分）　ポスタルガイド

1. 下に示したのはポスタルガイドから選んだページです。その中から061-2271、079-1144はなんという地名の番号か探して、その地名を○で囲みましょう。

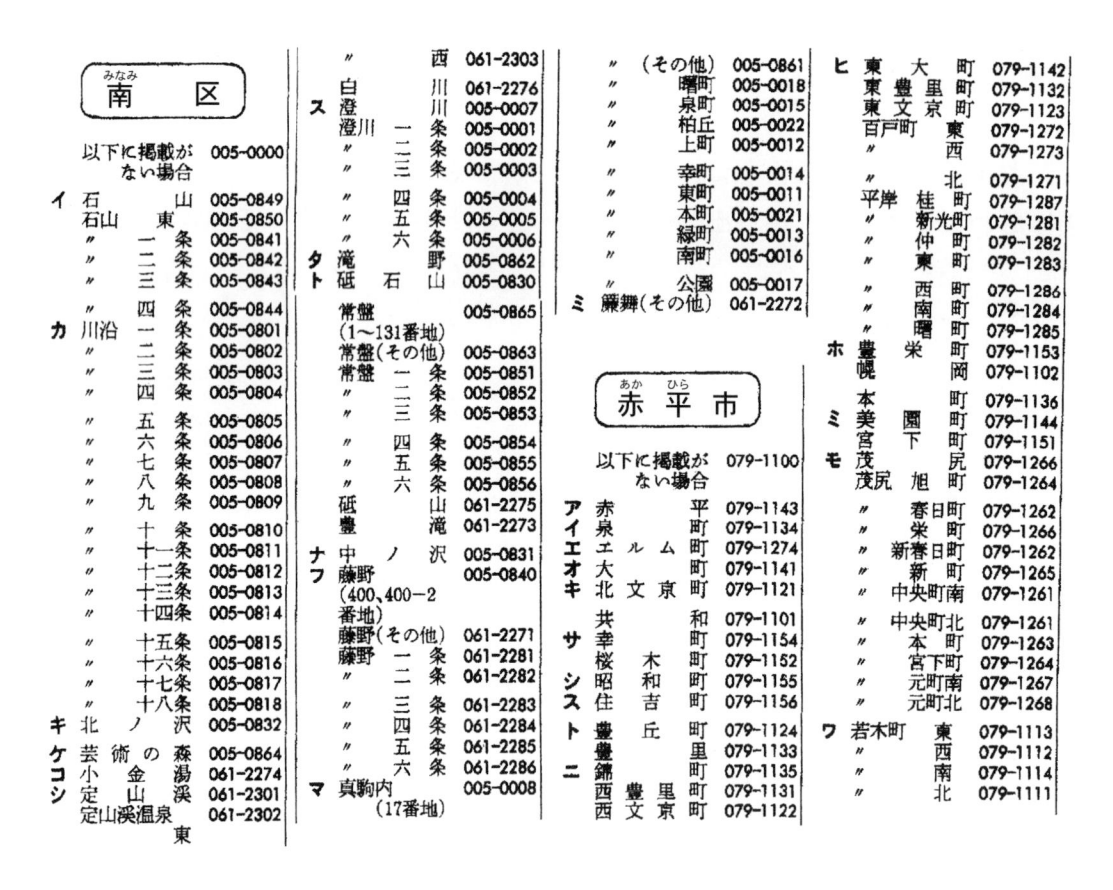

[ポスタルガイド「南区」「赤平市」のページ抜粋]

2. 上にある郵便番号で2を2つ以上使っている郵便番号を下にすべて書き出しましょう。

## 水曜日の練習14（5分）　迷路

矢印から矢印までの迷路をやってみましょう。鉛筆かペンで通った道を書きましょう。時間が過ぎたら途中でもやめましょう。

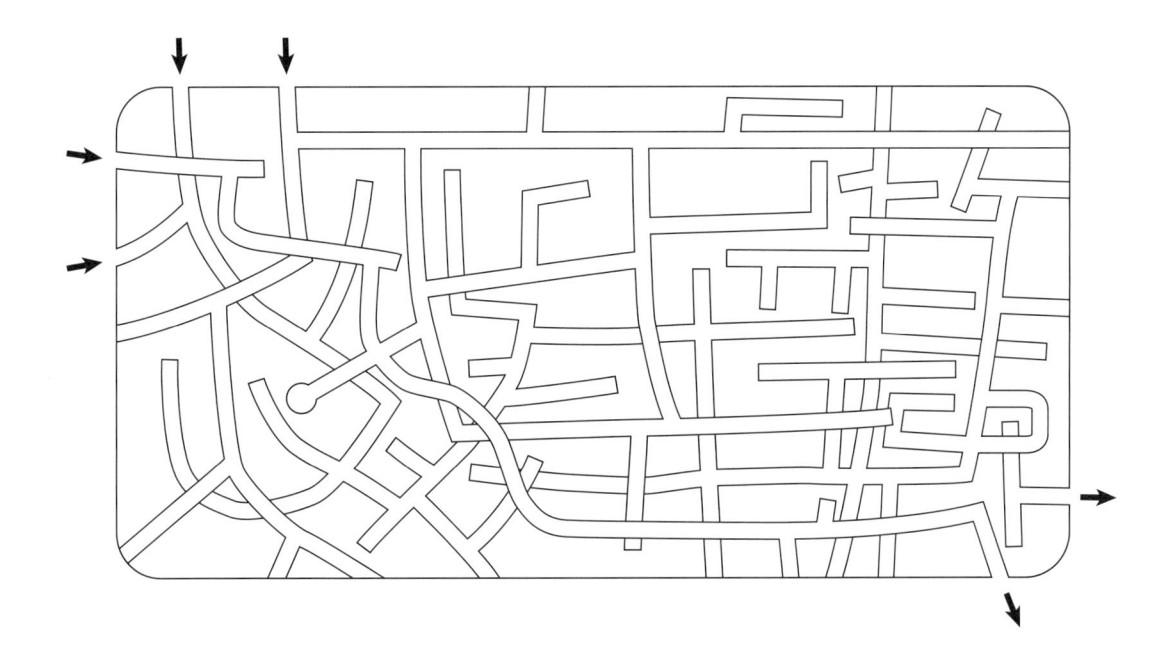

# 水曜日の練習15（5分）　図形と線

1. できるだけ正確にあなたの判断で、それぞれの図形の中心を通るなるべく長い線を図形内に引きましょう。定規などの道具を使わないで下さい。自分の勘だけが頼りです。

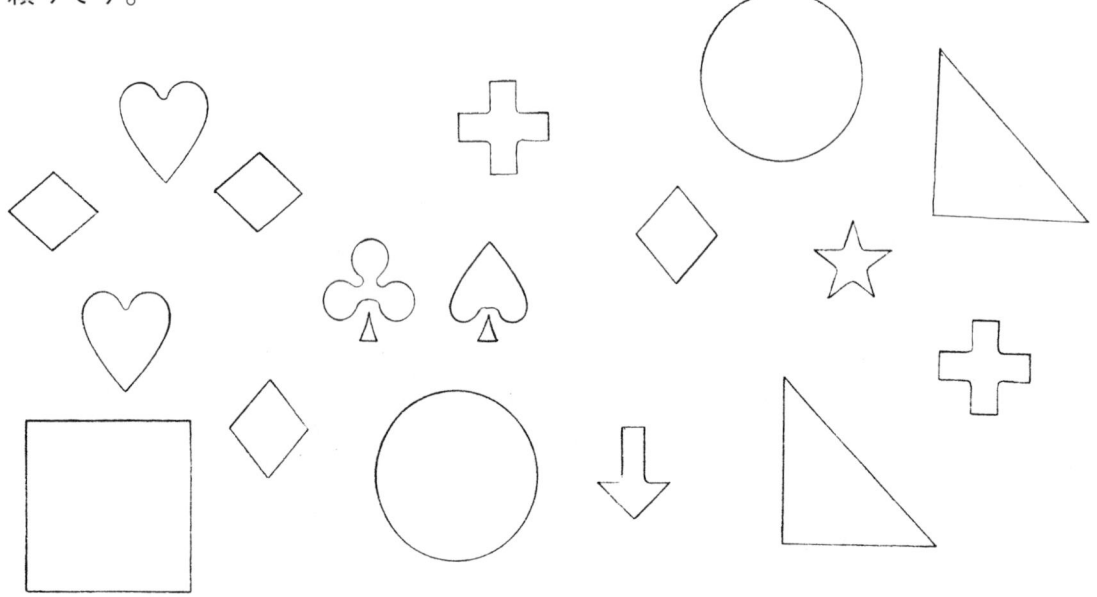

2. 左下に書いてある線と同じ長さの線を探しましょう。定規は使わず、あなたの勘だけで選んで、線の前に○をしましょう。

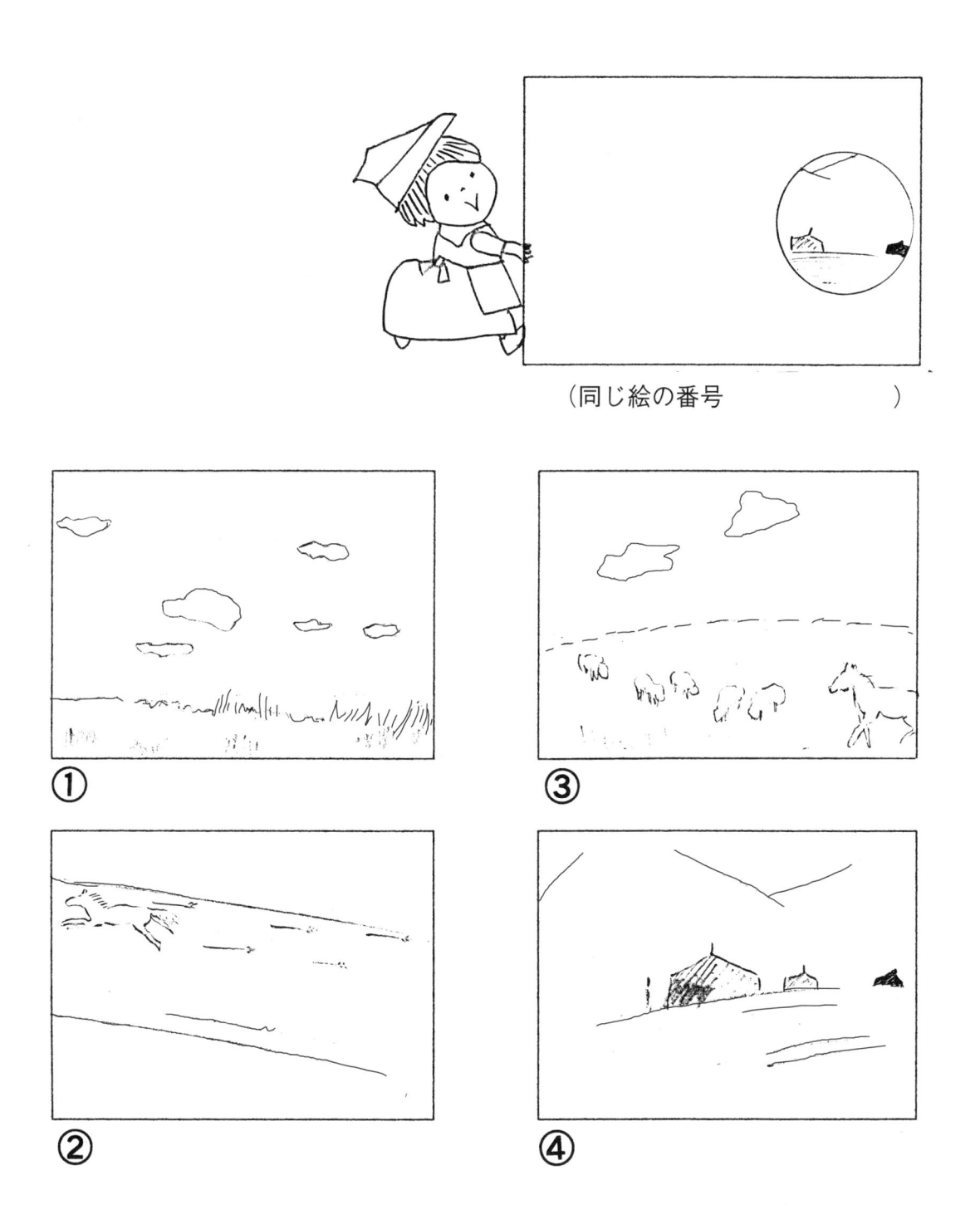

## 水曜日の練習16（5分）　同じ景色

図の中の人物が持っている絵には下の絵の景色の一部分が描いてあります。絵と同じ景色を下から探して、（　）の内にその絵の番号を書きましょう。

（同じ絵の番号　　　　　）

①

②

③

④

## 水曜日の練習17（5分）　分類

次に示した文字を同じ種類のものに分類して下に書きましょう。

例）辞典、おにぎり、カレンダー、兄貴、ビデオテープ、京都、
　　ニューヨーク、やすらぎ、鉛筆、あたりまえ、しょうが

　　⇨漢字：辞典、兄貴、京都、鉛筆
　　　ひらがな：おにぎり、やすらぎ、あたりまえ、しょうが
　　　かたかな：カレンダー、ビデオテープ、ニューヨーク


コーヒー、記憶、チューリップ、まっくろ、経験、カマキリ、
スイートピー、だちょう、ぞう、写真、撮影、看護師
木魚、コロッケ、葉月

　⇨

## 水曜日の練習18（5分）　漢字書き取り

はじめに文章が書いてあります。その中に出てくる漢字を下に書き写しましょう。それから文章にぴったりの題名を考えましょう。

　立山は、富士山、白山とともに日本三霊山の1つであるので、昔から信仰の山として、栄えて来ました。その上、現在立山はアルペンルートが開通したことで、一般人にも山岳観光地として親しみ易いものとなりました。3月の雪がはじけるとともに、立山の春は動き出します。静寂な雪原に雷鳥などの動物も目覚めて活動を始める時期が、まもなくやってきます。

【漢字】

【題名】

## 水曜日の練習19（5分）　郵便を出す

あなたは知人に手紙を出すことにしました。次のページの切手を切り取りましょう。そして下に示した料金表を参考にして、次の2枚のシートのハガキや封書の決められた場所に料金分の切手を貼ってみましょう。

参考：ハガキ 50円、封書（25gまで）80円、速達料金（250gまで）270円、書籍（250gまで）210円、航空郵便ハガキ 世界中どこでも70円、航空郵便封書（25gまでアジア）90円

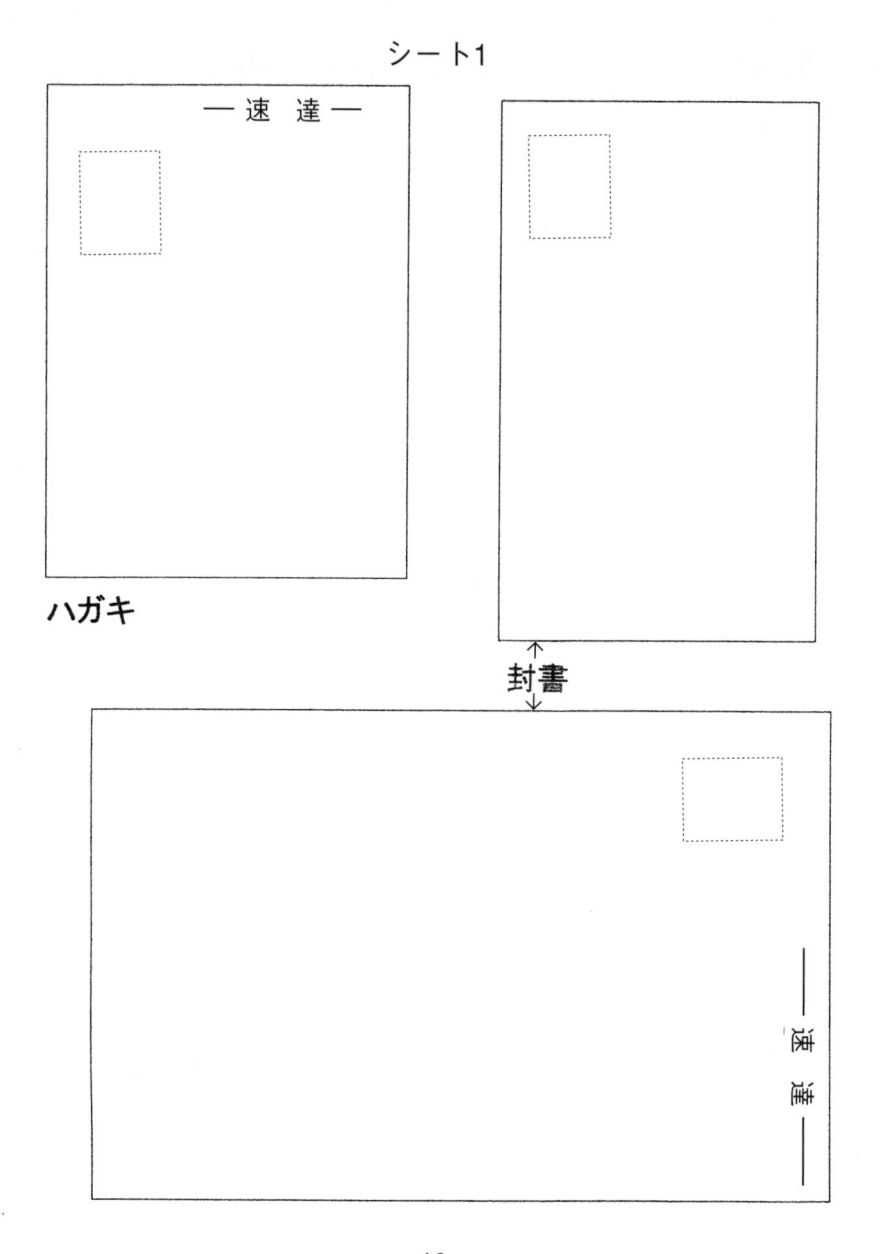

シート1

ハガキ

封書

速達

シート2

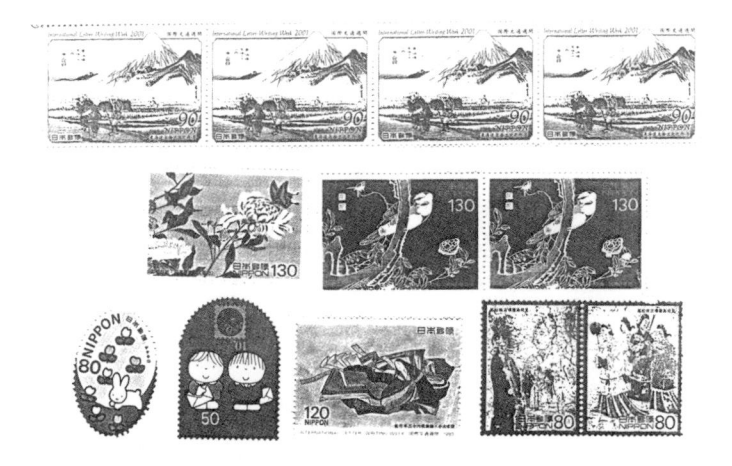

書
籍

水曜日の練習20（5分）　　模様

シートに書いてある文字のうちすべての w を塗りつぶして下さい。どんな模様が出てくるでしょうか？

（　　　　　　　の模様）

pasdfghjklzxcvbnmmnbvcxasdfghjklpoiuytreasdfg
mnbvcxzasdfgwwhjklpoiuytrertyuioplkjhgfdsazx
hjklertyuioasww gfdsazxcvbnmlkjhgfdsaertyui
uioplkjhgfdsazxcvbnmlkjhgfdsaertyuioplkjhgfdsax
hgfdsazxcvbnmlkjhgfdsaertyuioplkjhgfdsazxcvbnm
perwwww fghjklpoiuytrezxcvb wwww asdfghjklzxcv
oplwwww klasdfghjklertyuio wwww
kjhwwww yuiopoiuytreas wwwwtyuiopertyuiop
aertyuioplkjhgfdsaertyuioplkjhgfdsazxcvbnmlkjhgf
ghjklmnbvcxzasdfghjklpoiuytreasdfghjklpoiuytrez
dsaertyuioplkjhgfdsazxcvbnmlkjhgfdsaertyuioplkj
nmlkjhgfdsaertyuioplkjhgfdsazxcvbnmlkjhgfdsaert
bnmlkjhgfdswwwytrawwwtrertwww rtyuiopasdfg
kjhgfdsazxcvwww hjkl wwwoiuy www hjklzxcvbnm
fdsaertyuioplwwwpoiuwwwyuio www cvbnmlkjhg
xcvbnmlkjhgfdsaertyuioplkjhgfdsazxcvbnmlkjhgfd
mlkjhgfdsaertyuioplkjhgfdsazxcvbnmlkjhgfdsaerty
mertyuiovbuioasdfghjklzxcvbnmasdfghjklasdfghj
saertyuioplkjhgfdsazxcvbnmlkjhgfdsaertyuioplkjh
gfdsazx dfghjkert rtyuioplkjhgfdsaasd wwwwhjklp
masdfghjkwwww lasdfghjklzxcvbn wwwwsdfg
bvcxzasdfg wwww hjklertyuiopertyuio wwww opasdfgh
bnmasdfghjklertyuiopasdfghjklzxcvbnmasdfghjkle
lkjhgfdsazxcvbnmlkjhgfdsaertyuioplkjhgfdsazxcvb

## 水曜日の練習21（20分）　新聞から

最近新聞に美しい広告などが増えています。知っておいてよい情報の広告をいくつか切り貼りして、次のページにあなたの作品を作りましょう。出来た作品にあなたが考えたテーマをつけましょう。また、知っておいてよい情報を下に書き写して覚えておきましょう。

(テーマ　　　　　　)

## 練習の自己評価

今日の練習は100点満点で何点位になりますか？予想して書きましょう。

今日の練習はどうでしたか？下の項目で該当するものに○をつけましょう。いくつ○をつけてもかまいません。

1. 楽しかった。

2. やるのが少し面倒くさかった。

3. 途中で嫌になった。

4. 途中で嫌になったが、我慢してやった。

5. 途中で嫌になったが、休んでまたやった。

6. 誰かと一緒にやると、もっと楽しいだろうと思った。

7. やり終わったら、とても疲れた。

その他感じたことを何でも書きましょう。

## 木曜日の練習　準備するもの：鉛筆かペン、黒と赤、青の色鉛筆かペン、はさみ、のり、新聞、タイマー

木曜日の練習12（5分）　　カード選択

月曜日に作った18枚のカードを使って、下に示したようなカードを選び、そのカードの情報（種類、数、色）を書きましょう。

1. 合計して11になるようなカード。何枚使ってもかまいません。

2. 合計して12になるようなカード。何枚使ってもかまいません。

3. 合計して13になるようなカード。何枚使ってもかまいません。

# 木曜日の練習13（5分）　ポスタルガイド

1. 下に示したのはポスタルガイドから選んだページです。その中から877-1351、879-0844を探して、その地名を○で囲みましょう。

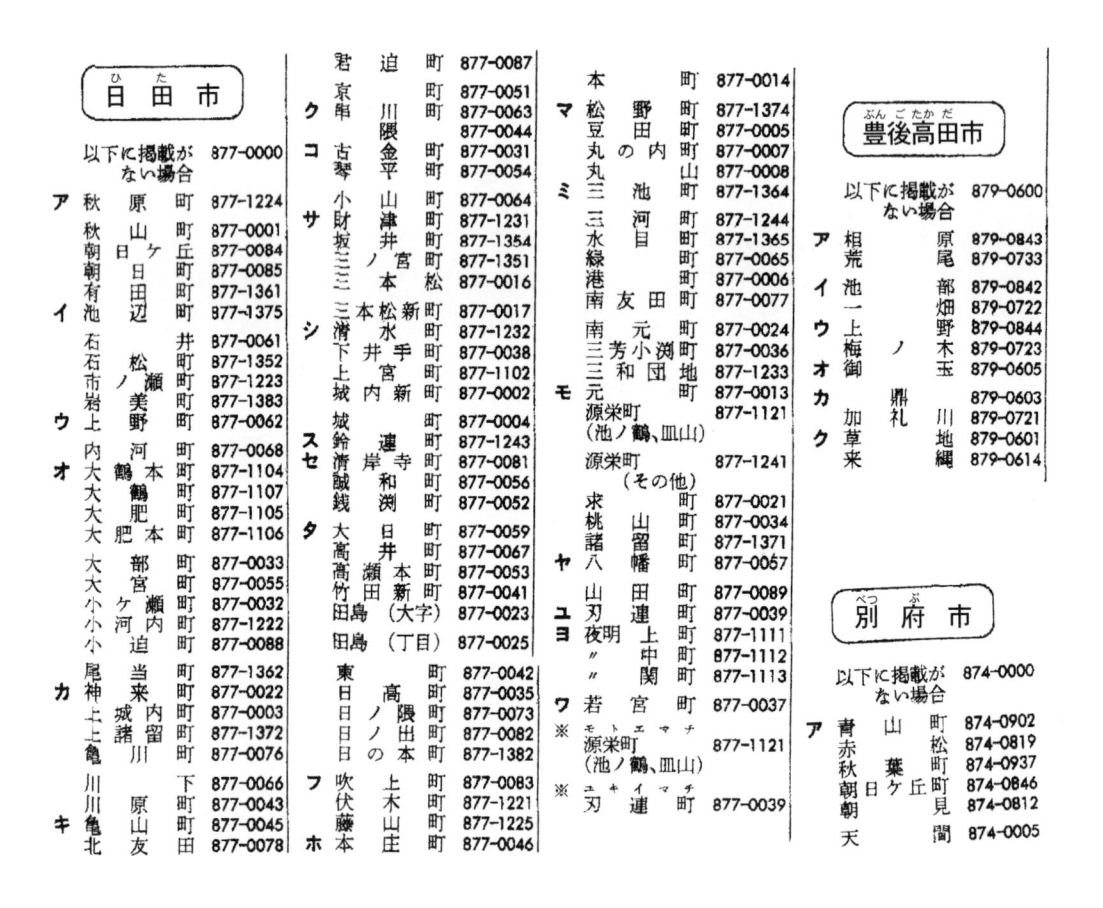

### 日田市

| | | |
|---|---|---|
| 以下に掲載がない場合 | | 877-0000 |
| ア | 秋原町 | 877-1224 |
| | 秋山町 | 877-0001 |
| | 朝日ケ丘町 | 877-0084 |
| | 朝有池町 | 877-0085 |
| | | 877-1361 |
| | 有田辺 | 877-1375 |
| イ | 石井町 | 877-0061 |
| | 石松瀬町 | 877-1352 |
| | 市ノ瀬町 | 877-1223 |
| | 岩美野町 | 877-1383 |
| ウ | 内河町 | 877-0062 |
| オ | 大鶴本町 | 877-0068 |
| | 大鶴町 | 877-1104 |
| | 大肥町 | 877-1107 |
| | 大肥本町 | 877-1105 |
| | 大部町 | 877-1106 |
| | 大宮町 | 877-0033 |
| | 大瀬 | 877-0055 |
| | 小ケ瀬内町 | 877-0032 |
| | 小河内町 | 877-1222 |
| | 小迫 | 877-0088 |
| カ | 尾当来町 | 877-1362 |
| | 神来町 | 877-0022 |
| | 上城内 | 877-0003 |
| | 上諸留町 | 877-1372 |
| | 亀川 | 877-0076 |
| | 川下町 | 877-0066 |
| | 川原町 | 877-0043 |
| キ | 亀山 | 877-0045 |
| | 北友 | 877-0078 |

| ク | 君迫町 | 877-0087 |
|---|---|---|
| | 京町 | 877-0051 |
| コ | 古川町 | 877-0063 |
| | 隈町 | 877-0044 |
| | 金平町 | 877-0031 |
| | 琴平町 | 877-0054 |
| サ | 小山津町 | 877-0064 |
| | 財津 | 877-1231 |
| | 坂ノ市 | 877-1354 |
| | 三宮 | 877-1351 |
| シ | 三松 | 877-0016 |
| | 三隈町 | 877-0017 |
| | 清水町 | 877-1232 |
| | 下手井 | 877-0038 |
| | 上城内新町 | 877-1102 |
| | 城町 | 877-0002 |
| ス | 鈴連町 | 877-0004 |
| セ | 清岸寺町 | 877-1243 |
| | 清和町 | 877-0081 |
| | 銭渕町 | 877-0056 |
| タ | 大高町 | 877-0052 |
| | 日井町 | 877-0059 |
| | 高瀬本町 | 877-0067 |
| | 高竹新町 | 877-0053 |
| | 田島（大字） | 877-0041 |
| | 田島（丁目） | 877-0023 |
| | | 877-0025 |
| | 東町 | 877-0042 |
| | 日高町 | 877-0035 |
| | 日隈出町 | 877-0073 |
| | 日ノ出本町 | 877-0082 |
| | 日ノ出町 | 877-1382 |
| フ | 吹上木町 | 877-0083 |
| | 伏木山町 | 877-1221 |
| ホ | 藤本庄 | 877-1225 |
| | | 877-0046 |

| マ | 本町 | 877-0014 |
|---|---|---|
| | 松野町 | 877-1374 |
| | 豆田町 | 877-0005 |
| | 丸の内 | 877-0007 |
| | 丸山町 | 877-0008 |
| ミ | 三三池 | 877-1364 |
| | 水河目 | 877-1244 |
| | 緑町 | 877-1365 |
| | 港南 | 877-0065 |
| | 友田 | 877-0006 |
| | 南元町 | 877-0077 |
| | 芳小渕 | 877-0024 |
| モ | 三三団地 | 877-0036 |
| | 元和町 | 877-1233 |
| | 元町 | 877-0013 |
| | 源栄町（池ノ鶴、皿山） | 877-1121 |
| | 源栄町（その他） | 877-1241 |
| ヤ | 求町 | 877-0021 |
| | 桃山町 | 877-0034 |
| | 諸留町 | 877-1371 |
| | 八幡 | 877-0057 |
| ユ | 山田 | 877-0089 |
| | 刃連町 | 877-0039 |
| ヨ | 夜明上中町 | 877-1111 |
| | 〃 関 | 877-1112 |
| | 〃 宮 | 877-1113 |
| ワ | 若宮町 | 877-0037 |
| | ※ モトエマチ<br>源栄町（池ノ鶴、皿山） | 877-1121 |
| | ※ ユキイマチ<br>刃連町 | 877-0039 |

### 豊後高田市

| | | |
|---|---|---|
| 以下に掲載がない場合 | | 879-0600 |
| ア | 相原尾 | 879-0843 |
| | 荒畑 | 879-0733 |
| イ | 池部 | 879-0842 |
| ウ | 一ノ野 | 879-0722 |
| | 上梅木 | 879-0844 |
| オ | 御玉 | 879-0723 |
| カ | 加草 | 879-0605 |
| | 鼎 | 879-0603 |
| ク | 礼川 | 879-0721 |
| | 地来 | 879-0601 |
| | 縄 | 879-0614 |

### 別府市

| | | |
|---|---|---|
| 以下に掲載がない場合 | | 874-0000 |
| ア | 青山町 | 874-0902 |
| | 赤松町 | 874-0819 |
| | 秋葉町 | 874-0937 |
| | 朝日ケ丘 | 874-0846 |
| | 朝見 | 874-0812 |
| | 天間 | 874-0005 |

2. 上にある郵便番号で2を2つ以上使っている郵便番号を下にすべて書き出しましょう。

# 木曜日の練習14（5分）　迷路

矢印から矢印までの迷路をやってみましょう。鉛筆かペンで通った道を書いて下さい。時間が過ぎたら途中でもやめましょう。

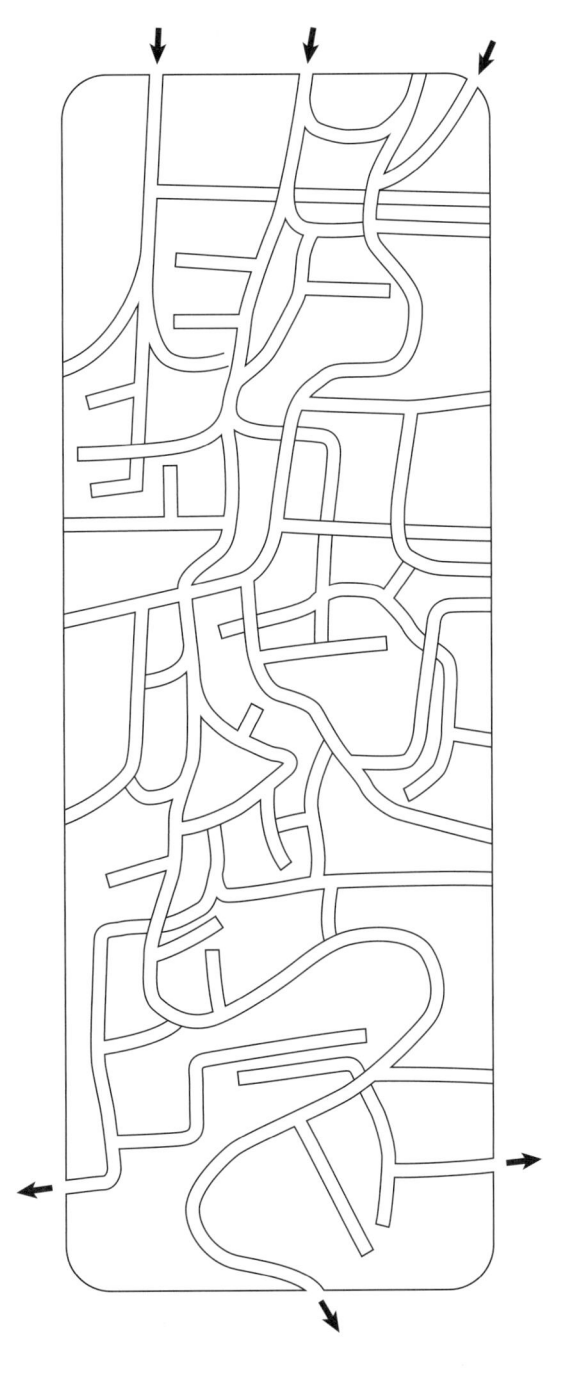

# 木曜日の練習15（5分）　図形と線

1. できるだけ正確にあなたの判断で、それぞれの図形の中心を通るなるべく長い線を図形内に引きましょう。定規などの道具を使わないで下さい。自分の勘だけが頼りです。

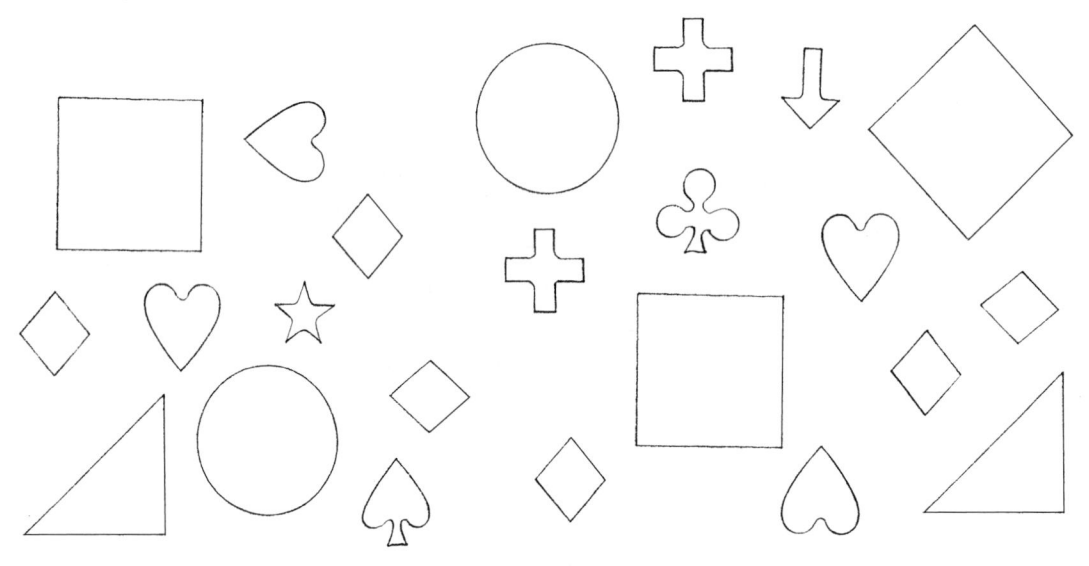

2. 左下に書いてある線と同じ長さの線を探しましょう。定規は使わず、あなたの勘だけで選んで、線の前に○をしましょう。

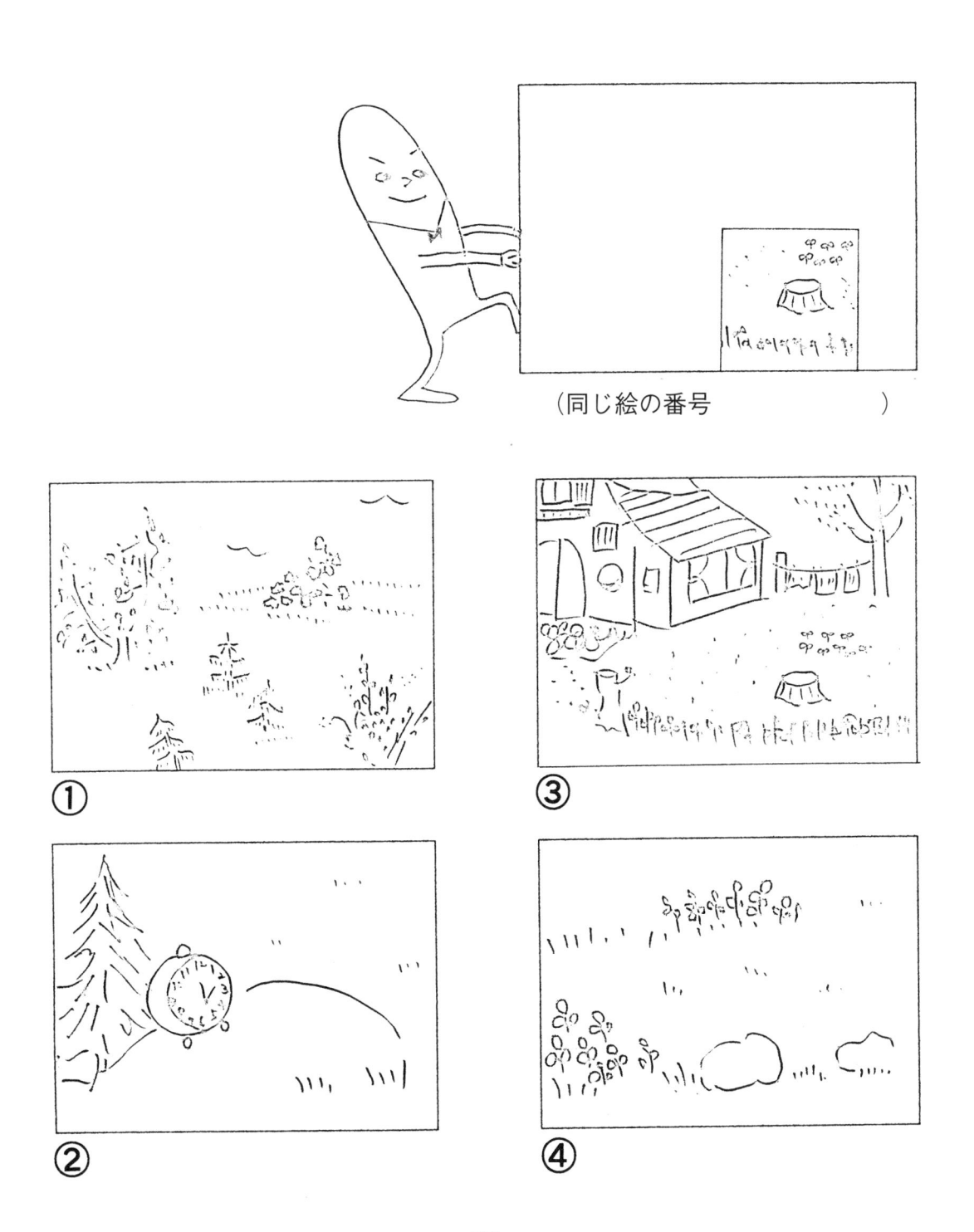

## 木曜日の練習16（5分）　同じ景色

図の中の人物が持っている絵には下の絵の景色の一部分が描いてあります。絵と同じ景色を下から探して、（　）の内にその絵の番号を書きましょう。

（同じ絵の番号　　　　　　）

①

②

③

④

## 木曜日の練習17（5分）　分類

次に示した文字を同じ種類のものに分類して下に書きましょう。

例）ピアノ、テレビ、自転車、パソコン、三輪車、
　　ハーモニカ、ラジオ、冷蔵庫

　　⇨楽器：ピアノ、ハーモニカ
　　　電気製品：テレビ、パソコン、ラジオ、冷蔵庫
　　　車：自転車、三輪車


赤ちゃん、からまつ、犬、こたつ、なべ、もみじ、猫、おじいさん、
テーブル、いす、杉、お姉さん、お母さん、ポプラ、茶わん、スプーン

　⇨

## 木曜日の練習18（5分）　漢字書き取り

はじめに文章が書いてあります。その中に出てくる漢字を下に書き写しましょう。それから文章にぴったりの題名を考えましょう。

　オーストラリアのタスマニア島に行ったときのことです。レンタカーでずっと島を移動していた私たちは、その日の朝も車を走らせていました。車の中から景色を見ていて、一番印象に残ったのはニューノーフォークに着く前のブラックスワンを見た辺りの光景です。ポプラがずっと並んでいて、川があって丘が続いて、まるで絵の風景のようでした。その近くの街と森もスケッチブックに描いてみたいような景色でした。ロスという街は歴史の古い町で1800年頃から栄えた町でしたが、きれいではありますが、おそろしく寒いところでした。

【漢字】

【題名】

## 木曜日の練習19（5分）　郵便を出す

あなたは知人に手紙を出すことにしました。次のページの切手を切り取りましょう。そして下に示した料金表を参考にして、次の2枚のシートのハガキや封書の決められた場所に料金分の切手を貼ってみましょう。

参考：ハガキ 50円、封書（25gまで）80円、速達料金（250gまで）270円、書籍（250gまで）210円、航空郵便ハガキ世界中どこでも70円、航空郵便封書（25gまでアジア）90円

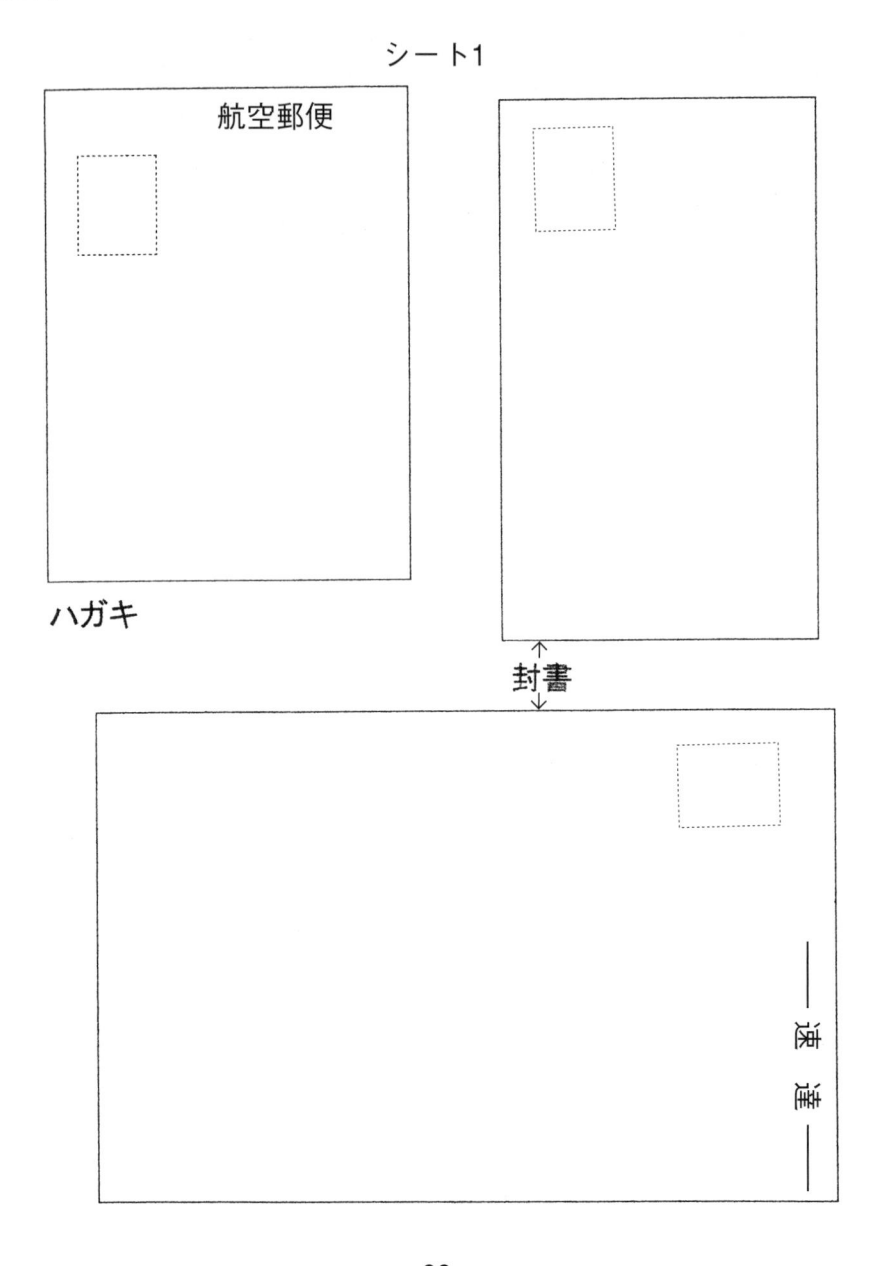

シート1

ハガキ　航空郵便

封書

速達

シート2

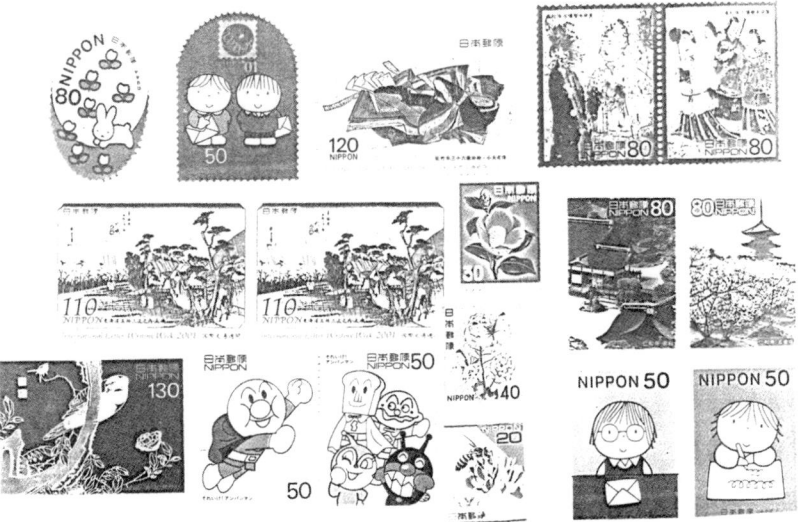

書籍

**木曜日の練習20（5分）　　模様**

シートに書いてある文字のうちすべての Q を塗りつぶして下さい。どんな模様が
出てくるでしょうか？

（　　　　　　の模様）

```
FGHJKLZXCXCVBNMZXCVBNMASDFGHJKLWERTYUIOP
XCVBNM   ASDFGHJKLWERTYUIOPWERTYUIOPLKJHGF
NMZOIMA  IOPWERTYUIOPASDFGHJKLZXCVBNMWERT
VB MAWW  YUIOPLKJHGFDSAZXCVBNMMNBVCXZASDF
TYUIOPAS YUIOPASDFGHJKLZXCVBNMZXCVBNMASDF BNM
WER YUIOPASDFGHJKLWERTYUIOPWERTYUIOPASDFGHJKLZ QQE
SD GHJKLWERTYUIOPWERTYUIOPWERTYUIOPASDFGHJKLZ QQE
NMWERT OIUYTREWASDFGHJKLZXCVBNOIUY QQQE
DSAZXCVBNMZXCVBNMASDFGHJKLWERTYUQQQRT
BNMZXCVBNMASDFGHJKLWERTYUIOPWERTQQQOPW
KLPOIUYTREWASDFGHJKLZXCVBNOIUY QQQ RTYUI
WWWWSEDSDFGHJKLPOIUYTREZXCV QQQ GHJKLZX
LKJHGFDSAWERTYUQQQQBNMWERQQQ FGHJKLMN
IOPOIUYTREWASD QQQQQQQQTYUIQQQBVCXZWERTYU
SAZXCVBNMZXCV QQQQQQQQQ QQQ XCVBNMZXCVBN
BNMASDFGHJKQQQQQQQQ QIOPASDFGHJKLZ
LWERTYU QQQQQQQ PASD QQQQFGHJKLWERTYUIOP
YUI QQQQQQQQQRTYUIOQQQQ YTRRREWAZXCVB
PLQQQQQQQQQQQ JKLZXCV QQQQQ KSDFGHJKLPOIU
OPQQQQQQQQQQQQQFGH QQQQQQQ ASDFGHJKLWER
AS QQQQQQQQ QQQQQQQQQ Q YUIOPASDFGHJKLZ
DF QQQQQQQ QQQQQQQQKLZXCVBNMZXCVBNMASDF
GHJ QQQQQQQQQQQQQQQQ DFGHJKLCVBNMZXCVBNM
RTY QQQ QQQQQQQQQQQ BNMZXCVBNMASDFGHJKLWE
UIOP QQQQQQQQQQQQ OPASDFGHJKLZXCVBNMZXCV
KJHGF QQQQQQQQQQ OPASDFGHJKLWERTYUIOPASDF
NNNNN  QQQQQQ XCVBNMASDFGHJKLWERTYUIOPASDF
WERTYUIOPASDFGHJKLZXCVBNMWERTYUI
```

## 木曜日の練習21（20分）　新聞から

最近新聞に美しい広告などが増えています。知っておいてよい情報の広告をいくつか切り貼りして、次のページにあなたの作品を作りましょう。出来た作品にあなたが考えたテーマをつけましょう。また、知っておいてよい情報を下に書き写して覚えておきましょう。

(テーマ                    )

## 練習の自己評価

今日の練習は100点満点で何点位になりますか？予想して書きましょう。

今日の練習はどうでしたか？下の項目で該当するものに○をつけましょう。いくつ○をつけてもかまいません。

1. 楽しかった。

2. やるのが少し面倒くさかった。

3. 途中で嫌になった。

4. 途中で嫌になったが、我慢してやった。

5. 途中で嫌になったが、休んでまたやった。

6. 誰かと一緒にやると、もっと楽しいだろうと思った。

7. やり終わったら、とても疲れた。

その他感じたことを何でも書きましょう。

## 金曜日の練習　準備するもの：鉛筆かペン、黒と赤、青の色鉛筆かペン、はさみ、のり、新聞、タイマー

**金曜日の練習12（5分）　　カード選択**

今まで18枚のカードがあります。この18枚のカードを、ハート、ダイヤ、スペード、クラブ（クローバー）、その他に分類して、それぞれのカードの数か名称、さらに色名を書きましょう。

ハート

ダイヤ

スペード

クラブ（クローバー）

その他

## 金曜日の練習13（5分）　ポスタルガイド

1. 下に示したのはポスタルガイドから選んだページです。その中から953-0075、953-0077を探して、その地名を○で囲みましょう。

（ポスタルガイドの抜粋）

2. 上にある郵便番号で2を2つ以上使っている郵便番号を下にすべて書き出しましょう。

## 金曜日の練習14（5分）　迷路

中心の帽子までの迷路をやってみましょう。鉛筆かペンで通った道を書いて下さい。時間が過ぎたら途中でもやめましょう。

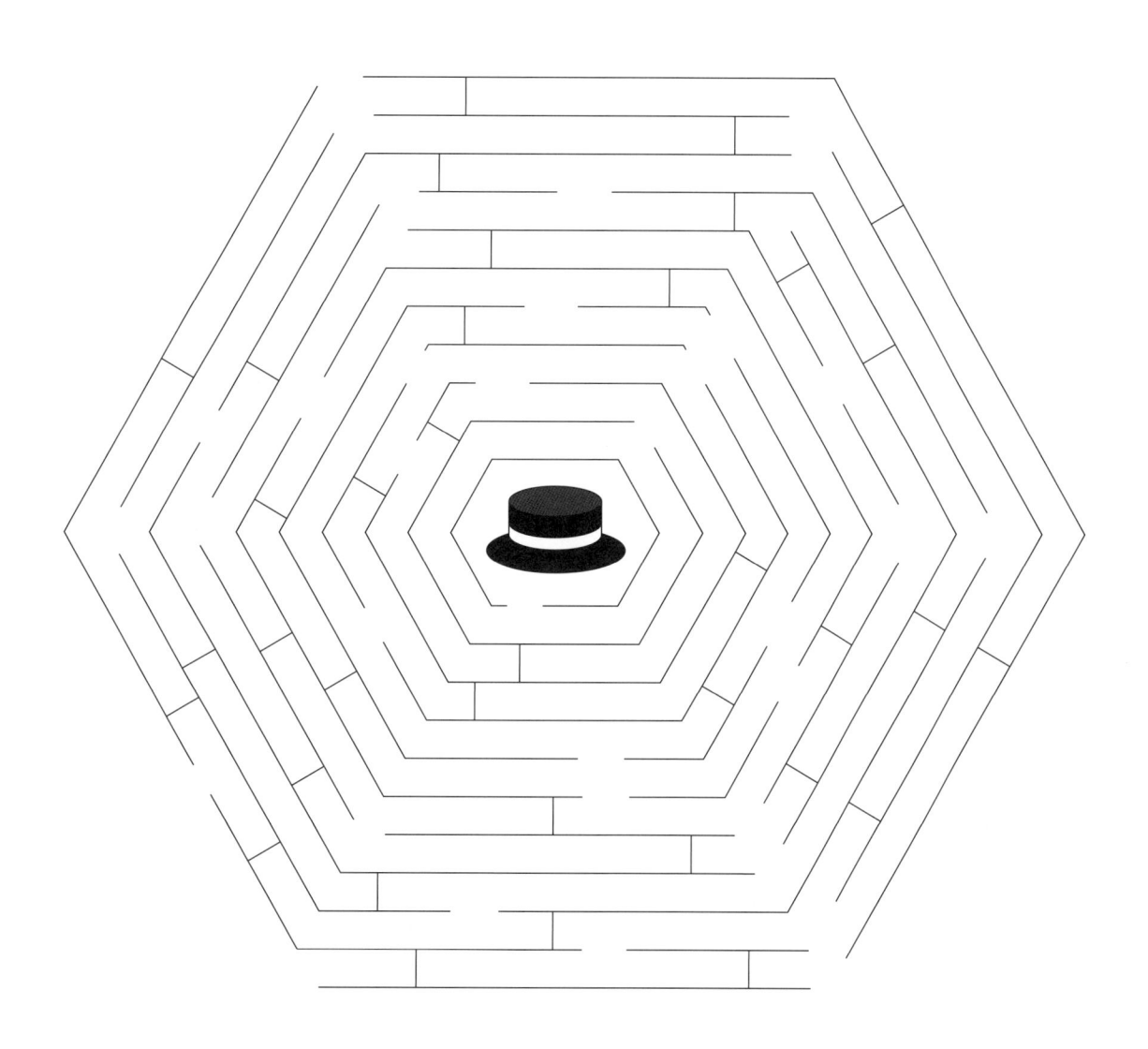

## 金曜日の練習15（5分）　図形と線

1. できるだけ正確にあなたの判断で、それぞれの図形の中心を通るなるべく長い線を図形内に引きましょう。定規などの道具を使わないで下さい。自分の勘だけが頼りです。

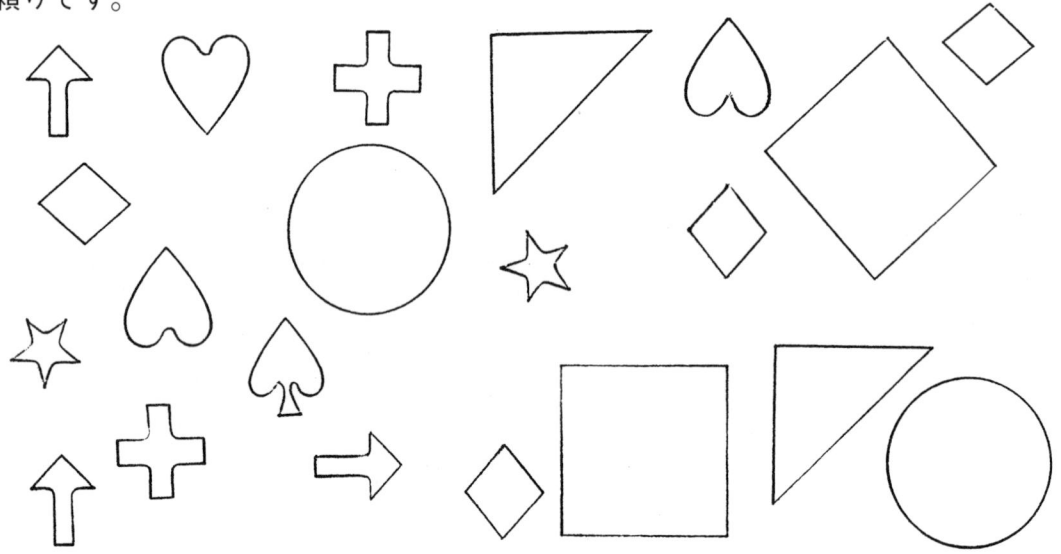

2. 左下に書いてある線と同じ長さの線を探しましょう。定規は使わず、あなたの勘だけで選んで、線の前に〇をしましょう。

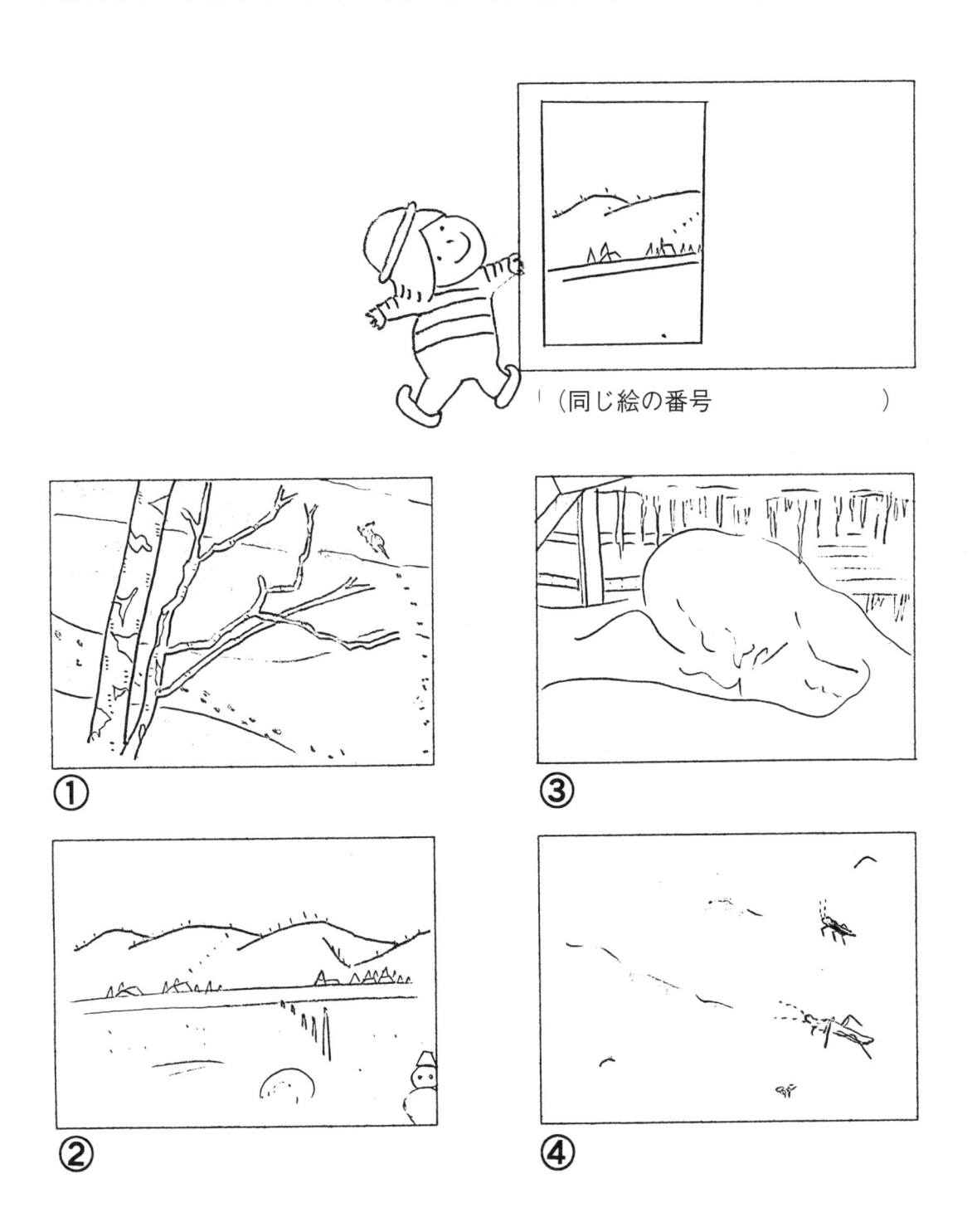

## 金曜日の練習16（5分）　同じ景色

図の中の人物が持っている絵には下の絵の景色の一部分が描いてあります。絵と同じ景色を下から探して、（　）の内にその絵の番号を書きましょう。

（同じ絵の番号　　　　　）

①

②

③

④

## 金曜日の練習17（5分）　分類

次に示した文字を同じ種類のものに分類して下に書きましょう。

例）感冒、絹、凍傷、爪、毛糸、髪の毛、木綿、一茶、神経痛、
　　歯、ビロード、唇、芭蕉、藤原定家、魚の目

　　⇨病名：感冒、凍傷、神経痛、魚の目
　　　布：絹、毛糸、木綿、ビロード
　　　からだの一部：爪、髪の毛、歯、唇
　　　歴史上の人物：一茶、芭蕉、藤原定家


マグカップ、アルゼンチン、たまねぎ、ストーブ、クーラー、
カナダ、お椀、皿、ブロッコリー、ミルクピッチャー、スイス、
扇風機、国語、ティーポット、算数、さつま芋、中国、理科

⇨

**金曜日の練習18（5分）　　漢字書き取り**

はじめに文章が書いてあります。その中に出てくる漢字を下に書き写しましょう。それから文章にぴったりの題名を考えましょう。

　飛行機を降りた私たちは、ホテルからの送迎のバスは使わずに、レンタカーを借りました。そこでは日本の免許証があればことたりました。親切なカウンターのおばさんが地図をくれて、私たち二人はさっそく南の島の旅を始めました。すれ違う車はほとんどがありません。アス・マンモスというところは崖になっていて海が目の下に広がっていました。いっしょに旅をしていた友人はたくさん木の生えた森を車で移動しているときに、小さい頃山へお父さんと一緒に木を探しに行ったと話しました。彼女の家は材木屋さんだったのです。

【漢字】

【題名】

## 金曜日の練習19（5分）　郵便を出す

あなたは知人に手紙を出すことにしました。次のページの切手を切り取りましょう。そして下に示した料金表を参考にして、次の2枚のシートのハガキや封書の決められた場所に料金分の切手を貼ってみましょう。

参考：ハガキ 50円、封書（25gまで）80円、速達 料金（250gまで）270円、書籍（250gまで）210円、航空郵便封書（25gまでアジア）90円

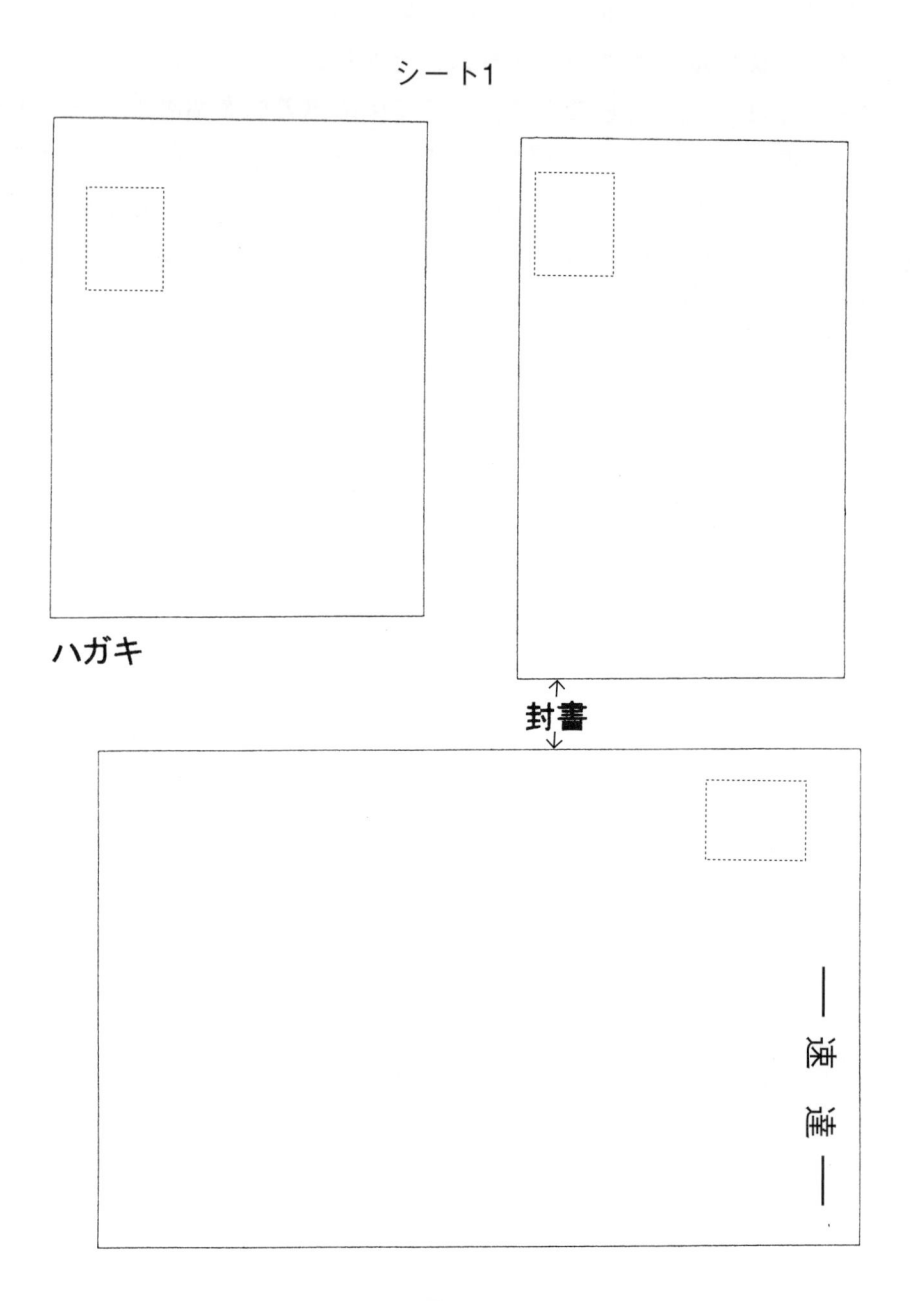

シート1

ハガキ

↑
**封書**
↓

速達

シート2

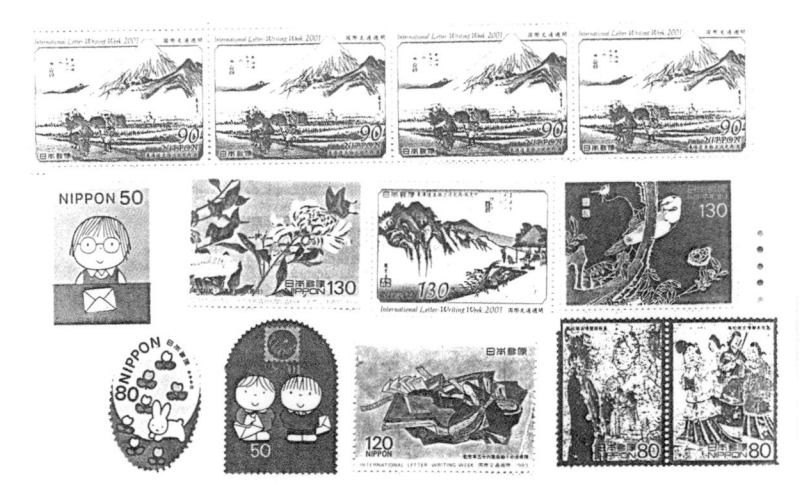

書籍

**金曜日の練習20（5分）　　模様**

シートに書いてある文字のうちすべての a を塗りつぶして下さい。どんな模様が出てくるでしょうか？

（　　　　　　　の模様）

wertyuiopqwertyuiopsdaaqwertyuiopsdfghjklzxc
klzxcvbnmzxcvbnmsaax aauiopsdfghjkzxcvbnm
cvbnmsdfghjklqweraasdfghjaaxcvbnmsdfghjklqw
kjhgfdszxcvbnm vbaaklpoiuyt aauiopqwertyuiops
rewqwertyuioplaa uiopqwerty aapqwertyuiops
kjhgfdszxcv raavcplokmijnbhuv weaadfghjklzxcvb
wertyuioplaazxcvbnmzxcvmqwertyui aabnmzxcvbn
iopsdfghaaopsdfghjklzxcvbfghjkzxcvbn aanmzxcvb
fghjklqaa klzxcvbnmzxcvbnmsdfghjklzxc aarewqwer
nmzx aa klzxcvbnmzxcvbnmsdfghjklzxc aamzxcvb
uidfaa bnmsdfghjklq sdfghjklqwertyuio aa aanmzxc
wqaak aawertyuiopqwerty opqwertyuiop aaty aahjkl
aarzeaa bnmzxcvbnmsdfghjklqwertyui aavbn aafg
uiopsdaa uidfghjzxcvbnmzxcvbnmsdfghjaa dfghjkl
jtyuiop aa vbnmsdfghjklqwertyuiopqwer aaiopqwer
qwerty aa klqwertyuiopqwertyuiopsdfghjaatyuiopd
lzxcvbn aa vbnmsdfghjklqwertyuiopqwe aatyuioplk
qwertyu aavbnmsdfghjklqwertyuiopqwe aatyuioplk
hgfdsdf aa fdszxcvbnm,plokmijnbhuvgycf aapoiuytre
ewqwertaa nmsdfghjklqwertyuiopqwerty aawqwerty
yuioplkjaartyuiopqwertyuiopsdfghjklzxcvaawertyuio
ghjklzxcaaghjkzxvbxcvbdfghjqwertywert aa txdrzew
vbnmz aauioplkjhgfdsdfghjklzxcvbnmz aa fghjklzxc
lpoiuytr aapsdfghjklzxcvbnmzxcvbnmsdfgaa ghjzxcvb
nmsdfg aa nmzxcvbnmsdfghjklqwertyuio aaplkjhgfd
qwerty aacvbnm,mnbvcxzsdfghjklpoiuytaa wertyuio
vbnmzxaa uiopqwertyuiopsdfghjklzxcvb aa pzxcvbn
dfghjkl aaxcvbnmzxcvbnmsdfghjklqwer aartyuiopsd
mzxcvbaaaaaaaaaaaaaaaaaaaaaaaaaaaaafghjkzxc

## 金曜日の練習21（20分）　新聞から

最近新聞に美しい広告などが増えています。知っておいてよい情報の広告をいくつか切り貼りして、次のページにあなたの作品を作りましょう。出来た作品にあなたが考えたテーマをつけましょう。また、知っておいてよい情報を下に書き写して覚えておきましょう。

(テーマ　　　　　　　)

## 練習の自己評価

今日の練習は100点満点で何点位になりますか？予想して書きましょう。

今日の練習はどうでしたか？下の項目で該当するものに○をつけましょう。いくつ○をつけてもかまいません。

1. 楽しかった。

2. やるのが少し面倒くさかった。

3. 途中で嫌になった。

4. 途中で嫌になったが、我慢してやった。

5. 途中で嫌になったが、休んでまたやった。

6. 誰かと一緒にやると、もっと楽しいだろうと思った。

7. やり終わったら、とても疲れた。

その他感じたことを何でも書きましょう。

FM練習帳

**脳損傷のリハビリテーションのための方法**
**TBIリハビリテーション研究所　藤井正子**
**国立精神・神経センター精神保健研究所　松岡恵子**

# 見る注意力の練習帳　Ⅲ

氏　名　_____

実施日　_____年_____月_____日から

　　　　_____年_____月_____日まで

# 内　容

**第3週**

覚え書き

練習22　言葉選び

練習23　身近な素材を見て書く

練習24　計算問題

練習25　記号の写し

練習26　記号選び

練習27　ぬり絵

練習28　組み合わせ

練習29　文章問題

練習30　地図のマーク

練習の自己評価

## 覚え書き

- 練習は最も1日のうちで集中できるときを選んでやるようにしましょう。
- 集中力がなくなったらやめてもよいですが、あとでまた始めましょう。
- 各練習の（　）内の予定時間は一つの目安です。最初の練習帳は自分のペースでやり、次は時間を気にしてやることもよい考えです。
- 練習終了後、貴方が100点満点でどのくらいできたか予想して書いて下さい。

# 月曜日の練習　準備するもの：鉛筆かペン、色鉛筆、はさみ、今日の新聞、タイマー

## 月曜日の練習22（5分）　言葉選び

下の文章を見て下さい。
1. 「ゆ」を赤い丸で、「し」を青い丸で囲みましょう。それぞれ何個ありましたか？

（　　　個）
（　　　個）

2. 「ぼく」を緑の丸で、「あなた」を紫色の丸で囲みましょう。それぞれ何個ありましたか？

（　　　個）
（　　　個）

ぼくたちはきっとゆかいなゆめをみていたそれはすずしいそうげんのうえいわかげにかくれてあるいはこかげのしたでぼくたちはきっとゆかいなゆめをみていたもうたいようはどうぶつたちをゆうわくしないふかいしずかなねむりのくにでじょうげさゆうのないだいちかたちのないへいちカクテルパーティーのむなさわぎしろいながればしのねがいのさきにぼくはあなたにみみうちをしてたのしいねこんなにたのしいことがよのなかにあるなんてするとあなたはしずかにつぶやくしっ、しずかになさい、これはえいえんじゃないつくりごとのうえにまたつくりごとをのせてあらそいへのゆうわくならばよるのやみにしずめたしっ、しずかになさい、あなたがこのせかいをつづけたいならしずかになさい、そうしないと、わたしがねむりからさめてしまうからぼくのめにうつるすべてがゆるやかにめぐってゆくライオンとゾウがあくしゅしてとけあっているかぎのかかったゆうえんちあなたのゆびをすりぬけてあしたにむけてとばしたききゅうがちへいをすべりだすぼくたちはきっとゆかいなゆめをみていたしらとよるのおわるおとがするゆめのなごりはいつもはかないあなたとぼくがかわしたあくしゅがだれにもしられずあけがたにとけるそしておはようすべてのあらそいごとに

# 月曜日の練習23（10分）　　身近な素材を見て書く

新聞を用意して下さい。

1. あなたの街の、今日・今週の天気はどのようになると書いてありますか？

いまの天気：

今日の天気：

今週の天気：

2. 新聞の広告を見て下さい。気に入った広告の「宣伝文句」をそのまま写して下さい。

## 月曜日の練習24（10分）　計算問題

1. 次の計算をしましょう。

```
   12        76       120       296      2059
-   9     - 49      - 95      - 88     - 769
```

2. ある団体の会計収支は以下のようになっています。

(1) それぞれの費目の合計金額を出して下の枠内に書きましょう。

(2) 各月の収入と支出をそれぞれ計算して下の枠内に書きましょう。

(3) 最終的にはいくら残っていますか？　　　　　（　　　　　円）

| 費目 | 6月 | 7月 | 8月 | 合計 |
|---|---|---|---|---|
| 収入 | | | | |
| 　会費 | 3000 | 4500 | 6000 | |
| 　カンパ | 0 | 140 | 90 | |
| 収入合計 | | | | 円 |
| 支出 | | | | |
| 　お茶代 | 200 | 240 | 215 | |
| 　食事代 | 500 | 700 | 1000 | |
| 　会場費 | 450 | 450 | 450 | |
| 　郵送費 | 80 | 80 | 160 | |
| 　資料代 | 50 | 50 | 50 | |
| 支出合計 | | | | 円 |

# 月曜日の練習25（10分）　記号の写し

下の暗号を使って、次の言葉を記号にかえましょう。

例：あ お → 📄 ⌛

【暗号】　📄　🕯　🔔　🔲　⌛　❄　☝
　　　　　あ　　い　　う　　え　　お　　か　　き

1.
| き | か | い |
|---|---|---|
|   |   |   |

2.
| か | い | お | き |
|---|---|---|---|
|   |   |   |   |

3.
| あ | う | え | き |
|---|---|---|---|
|   |   |   |   |

# 月曜日の練習26（5分）　記号選び

1. 次の記号のなかから☆をさがして、赤い丸で囲みましょう。似ているものがあるので注意しましょう。いくつありましたか？

（　　　　個）

2. 鉛筆マークを青色の丸で、万年筆マークを緑色の丸で囲みましょう。それぞれいくつありましたか？

青（　　　　個）
緑（　　　　個）

# 月曜日の練習27（10分）　ぬり絵

下の表で、奇数のマスだけ同じ色でぬって下さい。どんなの形になりましたか？

| 2 | 8 | 6 | 2 | 8 | 1 | 8 | 6 | 8 | 6 | 0 | 0 | 4 |
|---|---|---|---|---|---|---|---|---|---|---|---|---|
| 6 | 4 | 4 | 2 | 9 | 5 | 2 | 2 | 4 | 2 | 4 | 2 | 3 |
| 0 | 8 | 6 | 1 | 5 | 6 | 2 | 6 | 2 | 6 | 4 | 7 | 9 |
| 2 | 8 | 1 | 1 | 2 | 2 | 6 | 8 | 8 | 0 | 5 | 1 | 2 |
| 6 | 1 | 5 | 9 | 3 | 1 | 9 | 7 | 7 | 1 | 1 | 2 | 8 |
| 8 | 1 | 3 | 7 | 3 | 6 | 3 | 3 | 9 | 1 | 8 | 0 | 2 |
| 2 | 3 | 5 | 7 | 9 | 6 | 1 | 5 | 3 | 5 | 0 | 4 | 4 |
| 6 | 2 | 7 | 5 | 4 | 0 | 0 | 5 | 1 | 0 | 0 | 4 | 2 |
| 6 | 4 | 4 | 6 | 4 | 6 | 0 | 4 | 2 | 4 | 2 | 0 | 2 |
| 8 | 2 | 0 | 2 | 2 | 0 | 0 | 2 | 8 | 0 | 2 | 4 | 0 |

　　　　　　　　　　　　（　　　　　　の形）

# 月曜日の練習28（10分）　組み合わせ

下の4つの正方形を切り取って下さい。それらを（1）～（4）の模様になるように次のページに並べ替えて下さい。必ず切り取った物は残しておきましょう。

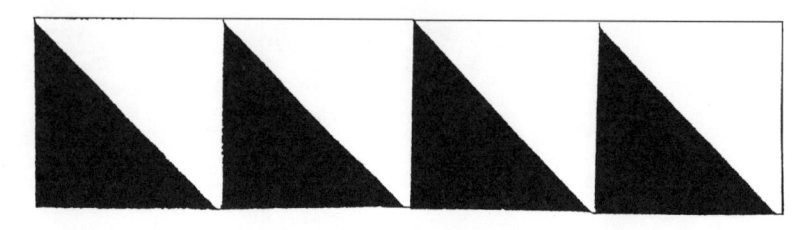

図形1

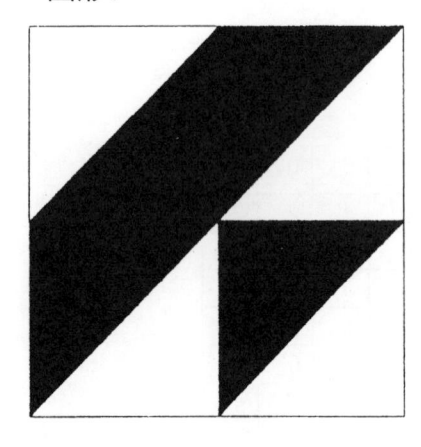

図形3

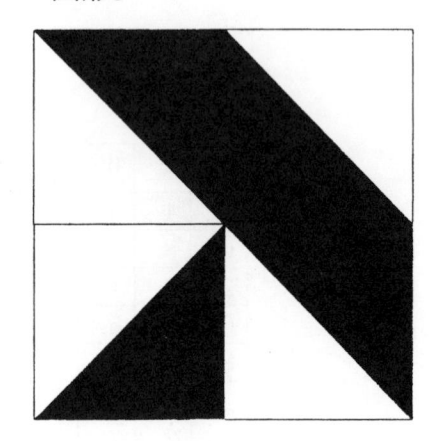

図形2

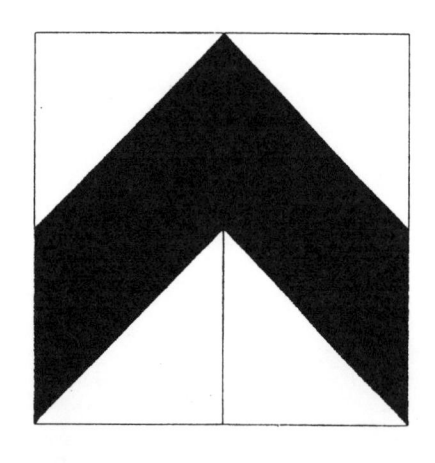

図形4

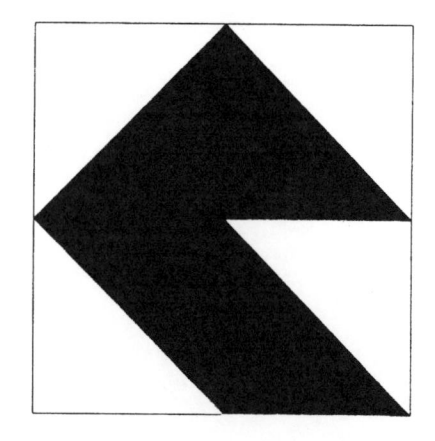

【切り取るもの】

図形1

図形2

図形3

図形4

# 月曜日の練習29（5分）　文章問題

次の文章を読んで、次のページの練習をしましょう。


インターフェースの改善により、コンピューターで音楽を作ることが、以前よりも簡単になりました。コンピューターで音楽を作ることを、Desk Top Music（DTM）と言います。DTMのやり方を簡単に言えば、ある指令にともなっていろいろな楽器の音を出せる機械（音源と言います）から音を出します。つまり、道具さえ揃っていれば、すべきことは指令の仕方を学ぶだけなのです。

DTMで音を出す指令の形式を、MIDI（ミディ）と言います。MIDIは音を出させるための情報みたいなものであり、音そのものではありません。あなたがMIDI形式で音源にこう言うとします。「あなたの持っている音の中から、ピアノの音を、この高さで、この長さで出して下さい」。すると、音源は自分の持っているピアノ音を、その高さで、この長さで出してきます。これがDTMの基本的な構造です。もちろん、一度に出せる音は一つだけではありません。そこで、ピアノに合わせてドラムの音を出しなさい、あるいは弦楽器（ストリングス）の音を出しなさい、ベースの音を出しましょう、と命令を重ねることで、まるで本当にバンドやオーケストラが演奏しているような音を出すことが出来ます。

MIDI形式で指令を出せる代表的なソフトに、Singer Song Writer（SSW）などがあります。このソフトでは、楽譜の上にマウスカーソルで音符を乗せてゆくだけで、いろいろな音を出すことが出来ます。

1. 以下のカタカナを写しましょう。

インターフェース

コンピューター

ストリングス

オーケストラ

マウスカーソル


2. 以下の英語を写しましょう。

Desk Top Music

MIDI

Singer Song Writer


3. この文章問題の最初の文を書き写しましょう。

## 月曜日の練習30（5分）　地図のマーク

1. 名古屋市の地図があります。この地図の中から、学校のマーク（文）を見つけて下さい。見つけたら、赤い丸で囲みましょう。いくつありましたか？

（　　　　　個）

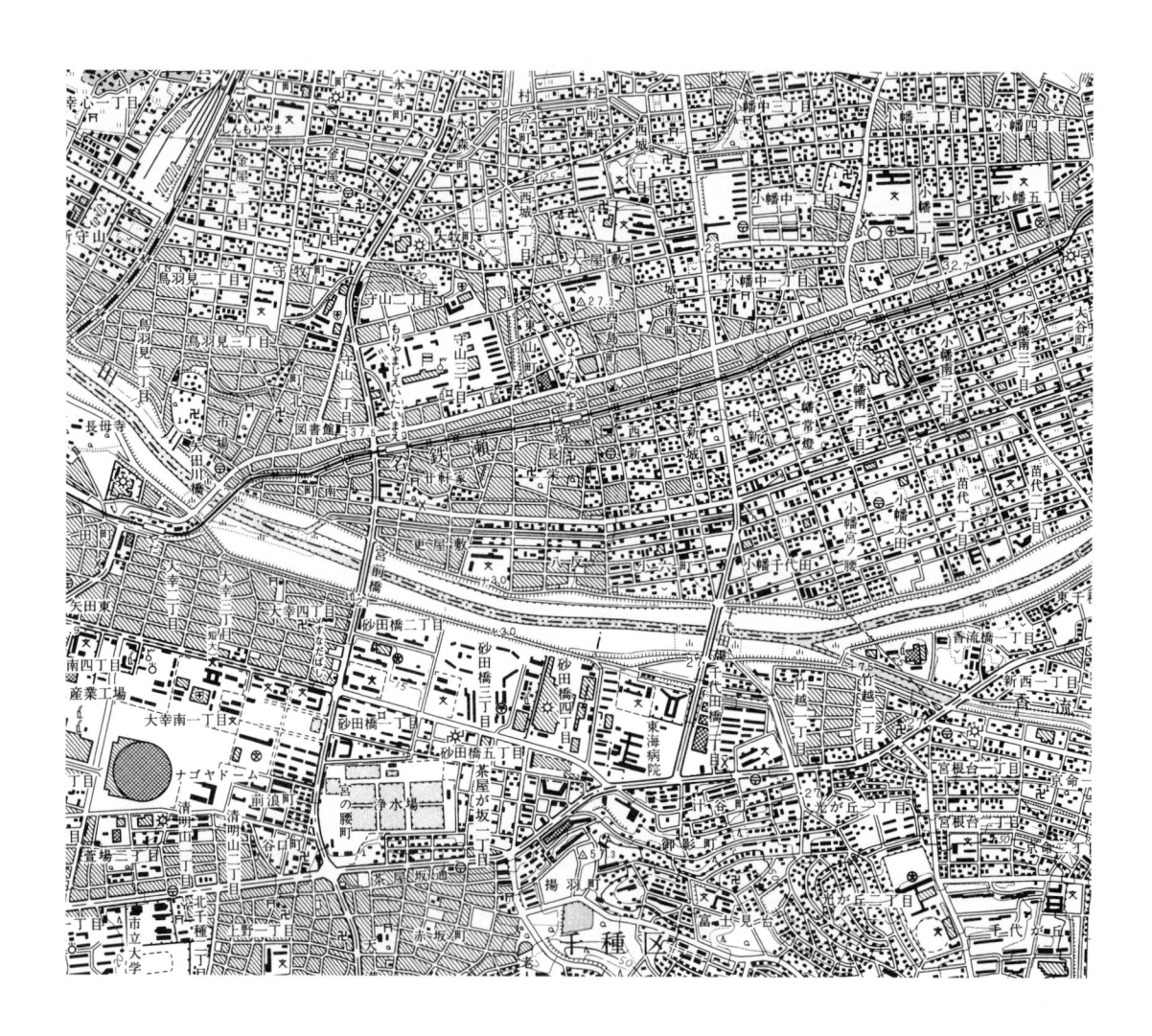

## 練習の自己評価

今日の練習は100点満点で何点位になりますか？予想して書きましょう。

今日の練習はどうでしたか？下の項目で該当するものに○をつけて下さい。いくつ○をつけてもかまいません。

1. 楽しかった。

2. やるのが少し面倒くさかった。

3. 途中で嫌になった。

4. 途中で嫌になったが、我慢してやった。

5. 途中で嫌になったが、休んでまたやった。

6. 誰かと一緒にやると、もっと楽しいだろうと思った。

7. やり終わったら、とても疲れた。

その他感じたことを何でも書きましょう。

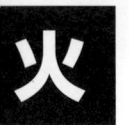

# 火曜日の練習

準備するもの：鉛筆かペン、色鉛筆かペン、はさみ、新聞か雑誌、タイマー

## 火曜日の練習22（10分）　言葉選び

下の図には、次の8つのことわざが含まれています。どこになにがあるか探してみましょう。見つけたら、右に書いてある色でなぞってみて下さい。

1　わたるせけんにおにはない　　（あか）
2　おににかなぼう　　　　　　　（きいろ）
3　ねこにこばん　　　　　　　　（オレンジ）
4　こうやのしろばかま　　　　　（むらさき）

5　ぶたにしんじゅ　　　　　　　（みどり）
6　なさけはひとのためならず　　（ちゃいろ）
7　かねはてんかのまわりもの　　（ピンク）
8　いぬもあるけばぼうにあたる　（あお）

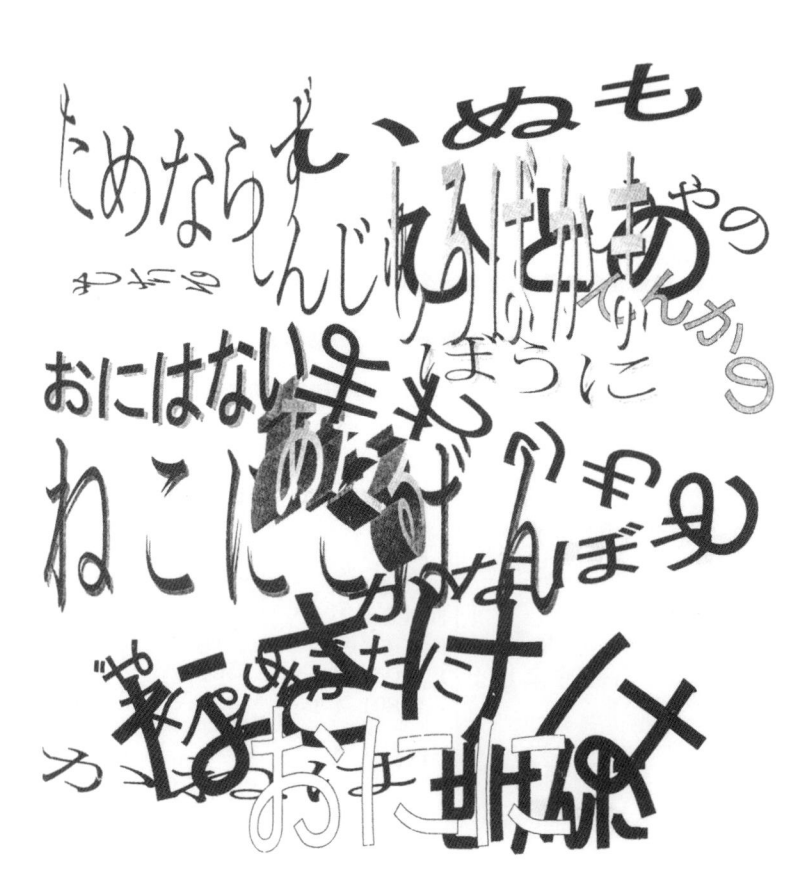

## 火曜日の練習23（5分）　身近な素材を見て書く

新聞または雑誌を用意して下さい。

1. 新聞（もしくは雑誌）で、気になったニュースの「見出し」をそのまま書き写してましょう。

2. 上のニュースの「見出し」の文章の中で好きな言葉と気になった言葉を3つずつ書きましょう。

好きな言葉

1.

2.

3.

気になった言葉

1.

2.

3.

**火曜日の練習24（10分）　計算問題**

1. 次の計算をしましょう。

```
   23      79     120     357     943    1579
+  34    +49    + 13    +198    +378    + 905
────    ───    ────    ────    ────    ─────
```

2. 次のようなお買い物リストがあります。食品の合計金額、雑貨の合計金額、食品と雑貨をあわせた金額はそれぞれいくらでしょうか？【　】の中に書きましょう。

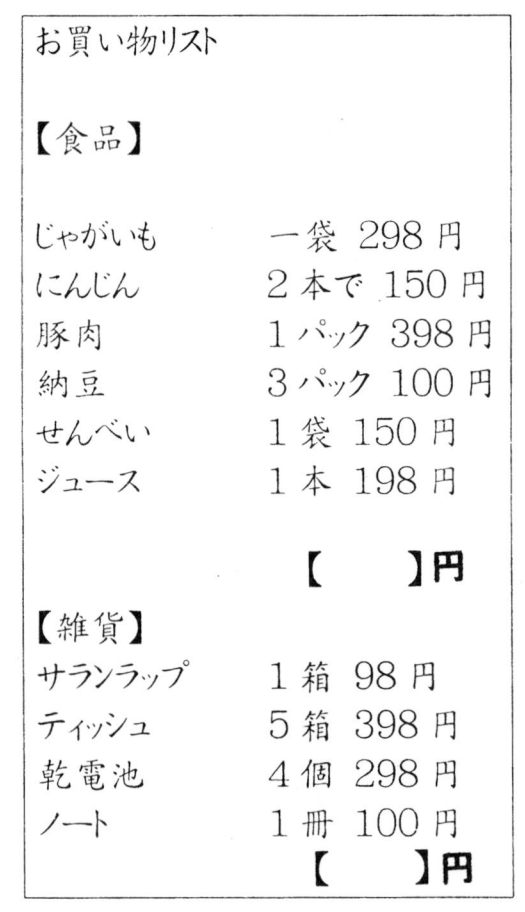

```
お買い物リスト

【食品】

じゃがいも      一袋   298 円
にんじん        2本で  150 円
豚肉           1パック 398 円
納豆           3パック 100 円
せんべい        1袋   150 円
ジュース        1本   198 円

                【    】円

【雑貨】
サランラップ     1箱    98 円
ティッシュ      5箱   398 円
乾電池         4個   298 円
ノート         1冊   100 円
                【    】円
```

あわせた金額【　　　】円

## 火曜日の練習25（10分）　記号の写し

1. 次のような暗号があります。

| 📄 | 🕯 | 🔔 | 🗄 | ⏳ | ❄ | ☝ |
|---|---|---|---|---|---|---|
| あ | い | う | え | お | か | き |

では次の単語は何ですか？

(1) ⏳ 🕯　　　　　　　【　　　　　】

(2) 📄 ❄ 🕯　　　　　【　　　　　】

(3) 🗄 ☝　　　　　　　【　　　　　】

(4) 🕯 ☝ ⏳ 🕯　　　【　　　　　】

(5) 🔔 🗄 ☝　　　　　【　　　　　】

2. それぞれの記号を下に写して下さい。

| 📄 | 🕯 | 🔔 | 🗄 | ⏳ | ❄ | ☝ |
|---|---|---|---|---|---|---|
|   |   |   |   |   |   |   |

### 火曜日の練習26（5分）　記号選び

1. 次の記号のなかから数字をさがして、赤い丸で囲みましょう。いくつありましたか？

（　　　　個）

2. 次の記号のなかから♂と♀をさがして、青い丸と緑色の丸で囲みましょう。それぞれいくつありましたか？

青（　　　　個）
緑（　　　　個）

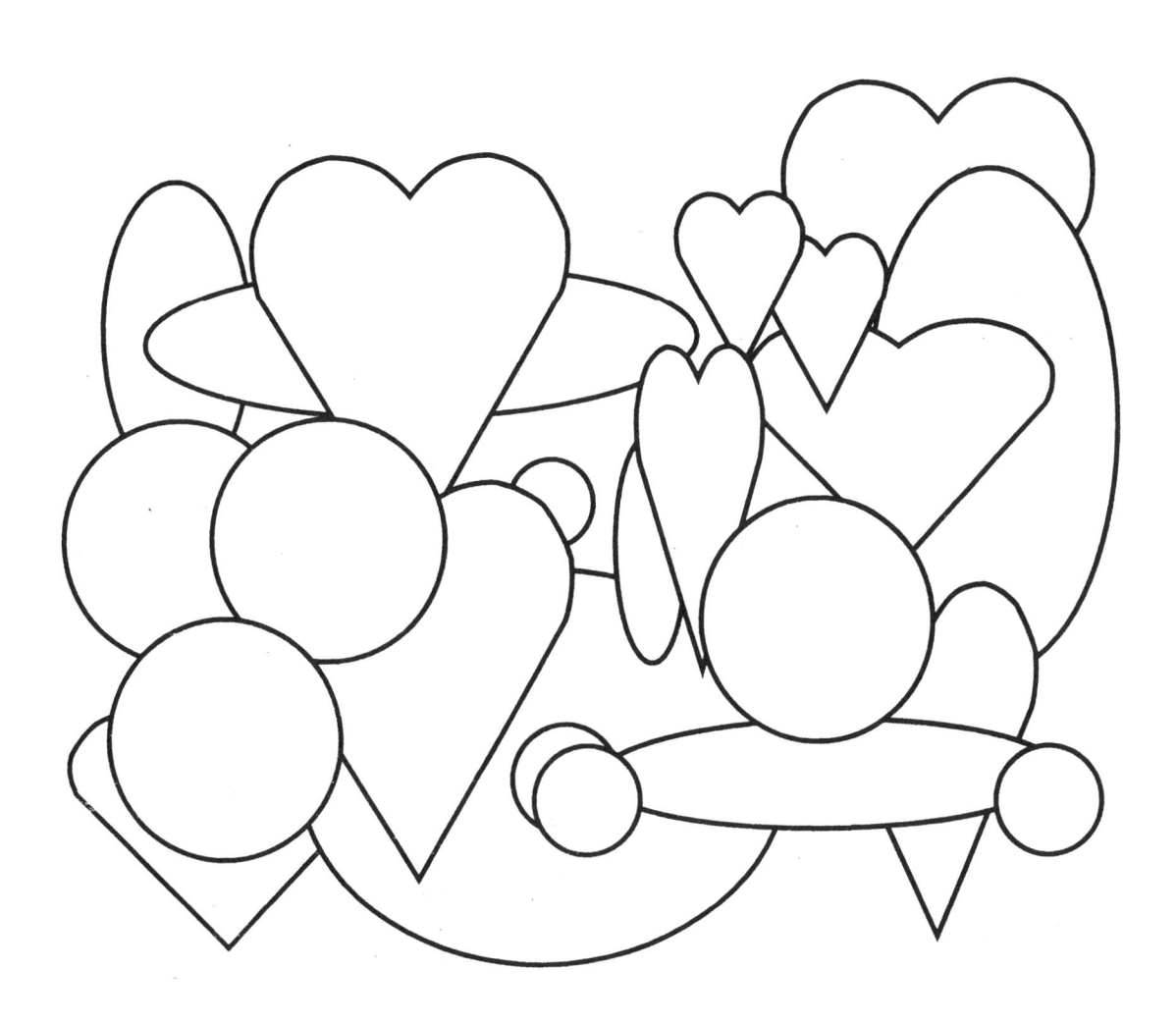

**火曜日の練習27（10分）　ぬり絵**

下のような図があります。ハート型は赤く、正円は青く、楕円は緑色にぬって下さい。見えないところは想像しましょう。

## 火曜日の練習29（10分）　組み合わせ

月曜日に使った4つの正方形を、さらにふたつの直角三角形に切り取りましょう。あなたの手元には4つの白い直角三角形と、4つの黒い直角三角形があることになります。それを使って、図形1-3を作って下さい。重なりに注意して、必ず白い紙の上で作りましょう。

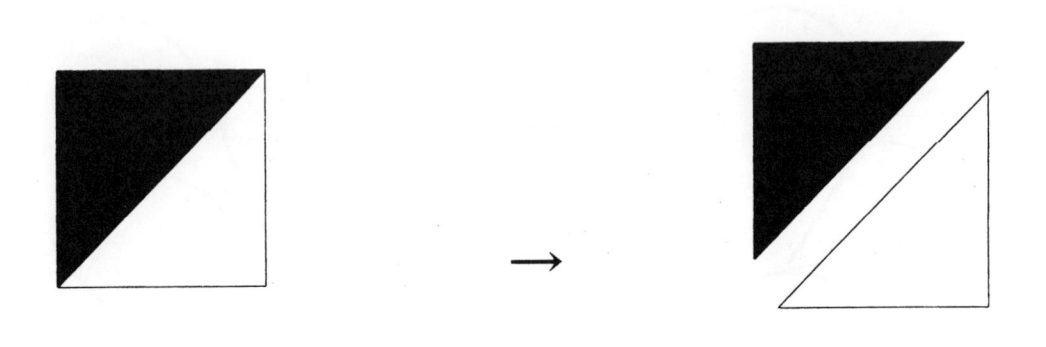

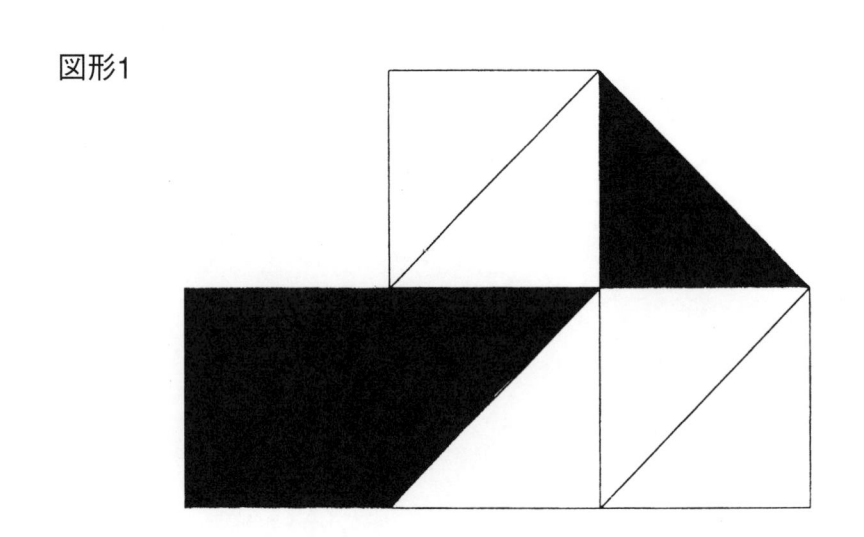

図形1

図形2

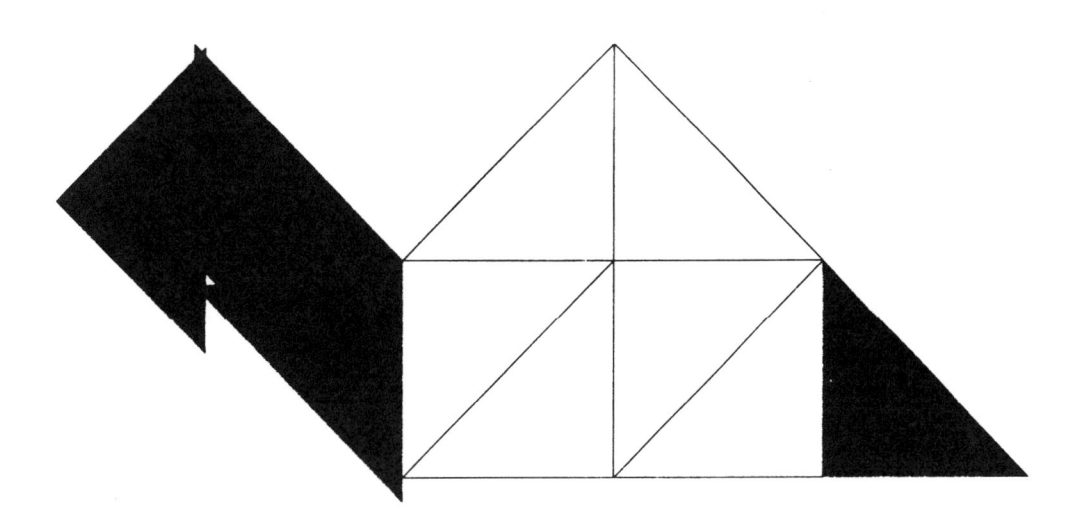

図形3

25

# 火曜日の練習29（5分）　文章問題

次の文章を読んで、次のページの練習をしましょう。


インドのヒンドゥー教には、多くの神々がいる。しかしそのなかで主たる神と言われているものは、シヴァ神とヴィシュヌ神である。シヴァ神が多くの機能を統括した大いなる神であるのに対し、ヴィシュヌ神は正義をつかさどる神であると言われる。ヴィシュヌ神の権化として最も有名なのはクリシュナである。インド料理店の壁画などで、青い肌の美少年を見たことがないだろうか？あれがヴィシュヌ神の権化として有名なクリシュナの姿であり、ヒンドゥー教の信者にとっては少年の理想像なのである。偉大なる神の運命を背負ったこの少年は、絵画や物語のモチーフとして好まれている。

干ばつや、学問など細かい事象に対しては、またそれぞれに神がいる。学問あるいは財宝の神として名高いのは、シヴァ神の息子であるガネーシャである。象の頭を持っている、といえば判るだろうか？そのほかにも、スーリヤ神、サラスヴァーティ神などがいるし、森に精霊が住んでいるとする精霊信仰も根強いものがある。

多くの神々が信仰されているからといって、人々が多神教なのではない。その神々の根元に、宇宙的な大きな神がいるという考えが、ヒンドゥー教の根底にはあるようである。

1. カタカナの神様の名前を書き出しましょう。

2. 「神」という字にマルを付けてみましょう。いくつありましたか？

3. ガネーシャ神はどんな特徴がありますか。自由に書きましょう。

## 火曜日の練習30（5分）　地図のマーク

1. 名古屋市の地図があります。この地図の中から、神社のマーク ⛩ を見つけましょう。見つけたら、赤い丸で囲みましょう。いくつありましたか？

（　　　　個）

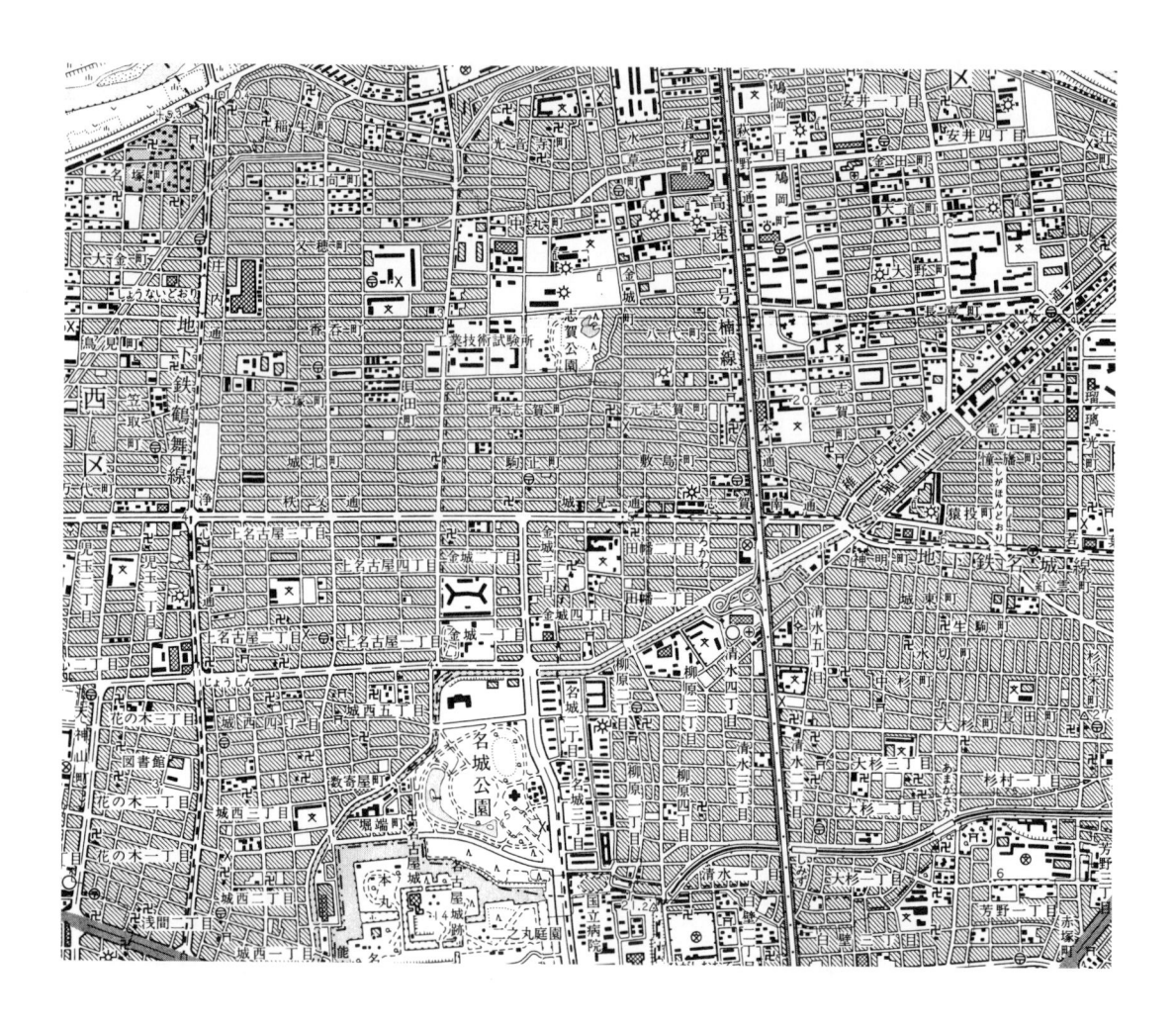

## 練習の自己評価

今日の練習は100点満点で何点位になりますか？予想して書きましょう。

今日の練習はどうでしたか？下の項目で該当するものに○をつけましょう。いくつ○をつけてもかまいません。

1. 楽しかった。

2. やるのが少し面倒くさかった。

3. 途中で嫌になった。

4. 途中で嫌になったが、我慢してやった。

5. 途中で嫌になったが、休んでまたやった。

6. 誰かと一緒にやると、もっと楽しいだろうと思った。

7. やり終わったら、とても疲れた。

その他感じたことを何でも書きましょう。

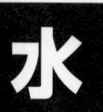

# 水曜日の練習  準備するもの：鉛筆かペン、色鉛筆、はさみ、タイマー

水曜日の練習22（5分）　　言葉選び

下の文章を見て下さい。

1. 二字熟語を赤い丸で囲んで下さい。何個ありましたか？　　　（　　　　個）

2. 「、」を青い丸で、「。」を緑色の丸で囲んで下さい。それぞれいくつありましたか？

青（　　　個）
緑（　　　個）

---

それはいつからだろうか、地図を見るのが好きになったのは。知っている街の地図を見るのは自分を納得させるためである。あそこからあそこまでは、こう行くのが近いのか、それとももっと近い道があるのか、俯瞰すると見えてくるものがある。そのように僕はまるで方程式を解くようなきもちで知っている道の地図を楽しむのだ。しかし、それにも増して僕をもっと楽しませてくれるのは、知らない街の地図を見ることである。知らない道路の名前、知らない住所、うろ覚えの鉄道に初めての駅名。そこにどんな人が生活しているのか、それぞれの街での人生が地図からも見えてくるように思える。それは僕にわくわくした感情をくれる。僕の住む町からそこにゆくにはこうやって行こうか、などを考えるのも楽しい。また。駅前の道路のつくりで、新しい街なのか、賑やかな街なのか、いろいろと想像することができる。北口というのはたいてい賑わっていて、新しい街であれば計画されたように道路がまっすぐに延びているものだ。加えて、新しい街は町内の名前が、たとえば「うつくしが原」とか「すずかけ台」など、いかにも美しく名付けられているようだ。僕は地図をみて、さてはここが坂道なのではないか、とか、すずかけ台にはこんなふうにプラタナスの樹が植えられているのではないか、などと想像して、今日も心の旅を続けている。いつかその街に本当に行ける日を、楽しみにしながら。

### 水曜日の練習23（10分）　身近な素材を見て書く

あなたが今いる部屋を見回して、答えてましょう。

1. あなたのほかに誰かいますか。それは誰ですか？

2. 何か食べ物や飲み物はありますか？それはどのような食べ物や飲み物ですか？

3. 電化製品はどのようなものがありますか？出来るだけたくさん書きましょう。

## 水曜日の練習24（10分）　計算問題

1. 次の計算をしましょう。

```
    19         23          45          96          257
  ×  8       ×  7        × 19        ×134        ×349
```

2. パーティのため、以下のように買い出しをしなくてはなりません。飲料の合計金額、おつまみの合計金額、飲料とおつまみの合計金額はそれぞれいくらですか？

|  | 単価 | 必要数 | 合計(円) |
|---|---|---|---|
| 【飲料】 |  |  |  |
| ワイン(赤) | 980円/一本 | 10本 |  |
| ビール | 180/1缶 | 20缶 |  |
| オレンジジュース | 140円/一本 | 32本 |  |
|  |  |  |  |
| 【おつまみ】 |  |  |  |
| チーズ詰合せ | 480円/1袋 | 7袋 |  |
| フルーツ盛合せ | 790円/1皿 | 4皿 |  |
|  |  |  |  |

飲料　　　　　　　　　（　　　円）

おつまみ　　　　　　　（　　　円）

飲料＋おつまみ　　　　（　　　円）

**水曜日の練習25（10分）　記号の写し**

次のような暗号があります。

　あ　い　う　え　お　か　き　く　け　こ

では、次の単語は何ですか？

1.　【　　　　　　　】

2.　【　　　　　　　】

3.　【　　　　　　　】

4.　【　　　　　　　】

# 水曜日の練習26　記号選び

1. 次の記号のなかから弦楽器を赤い丸で、鍵盤楽器を青い丸で囲みましょう。それぞれいくつありましたか？

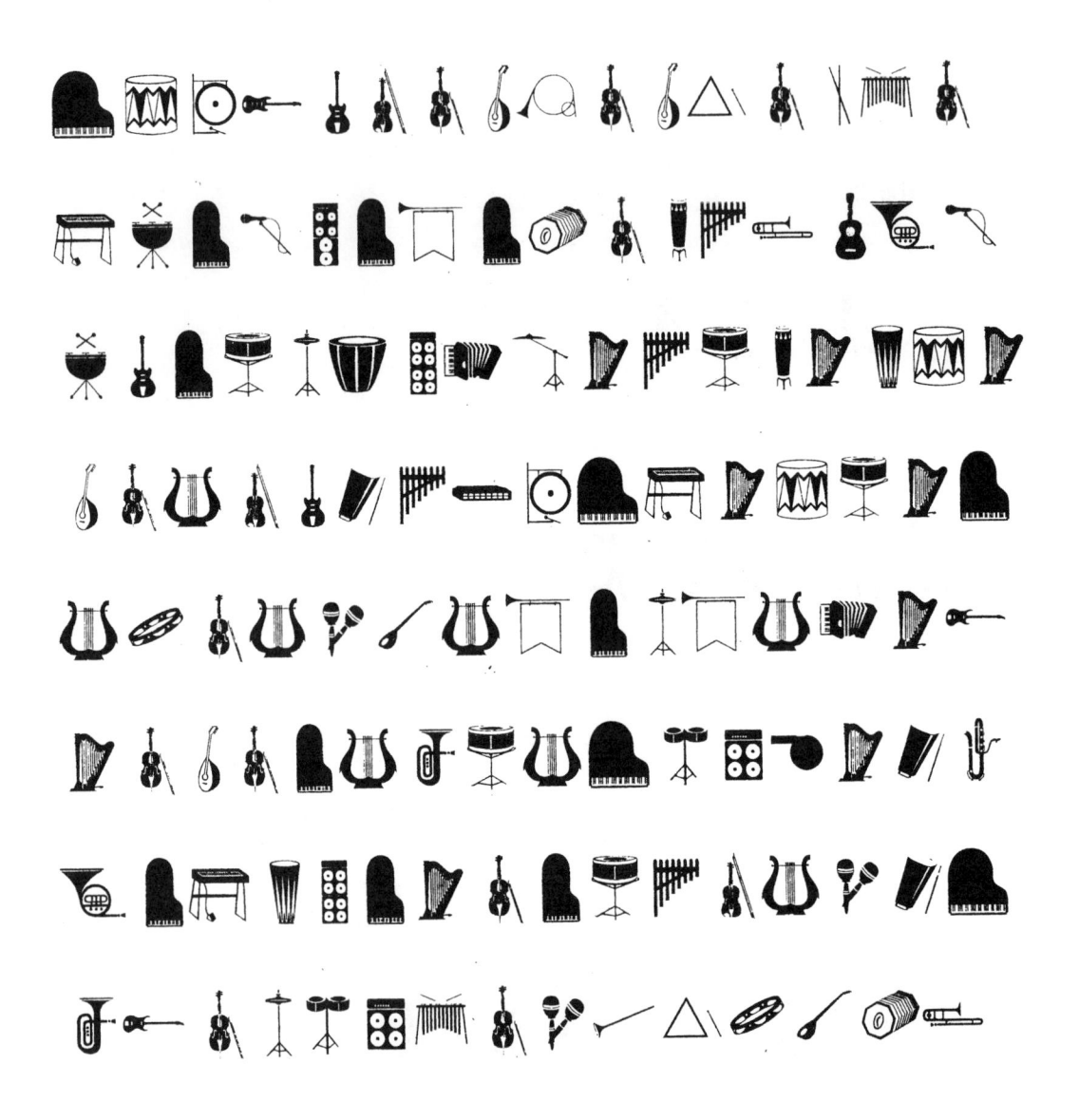

弦　楽　器（　　　　個）

鍵盤楽器（　　　　個）

## 水曜日の練習27（10分）　ぬり絵

1. ひまわりの花びらは何枚ありますか？　　　（　　　　個）

2. ひまわりに丁寧に色を塗りましょう。

3. 今日の日付と、最近の自分の報告を書きましょう。

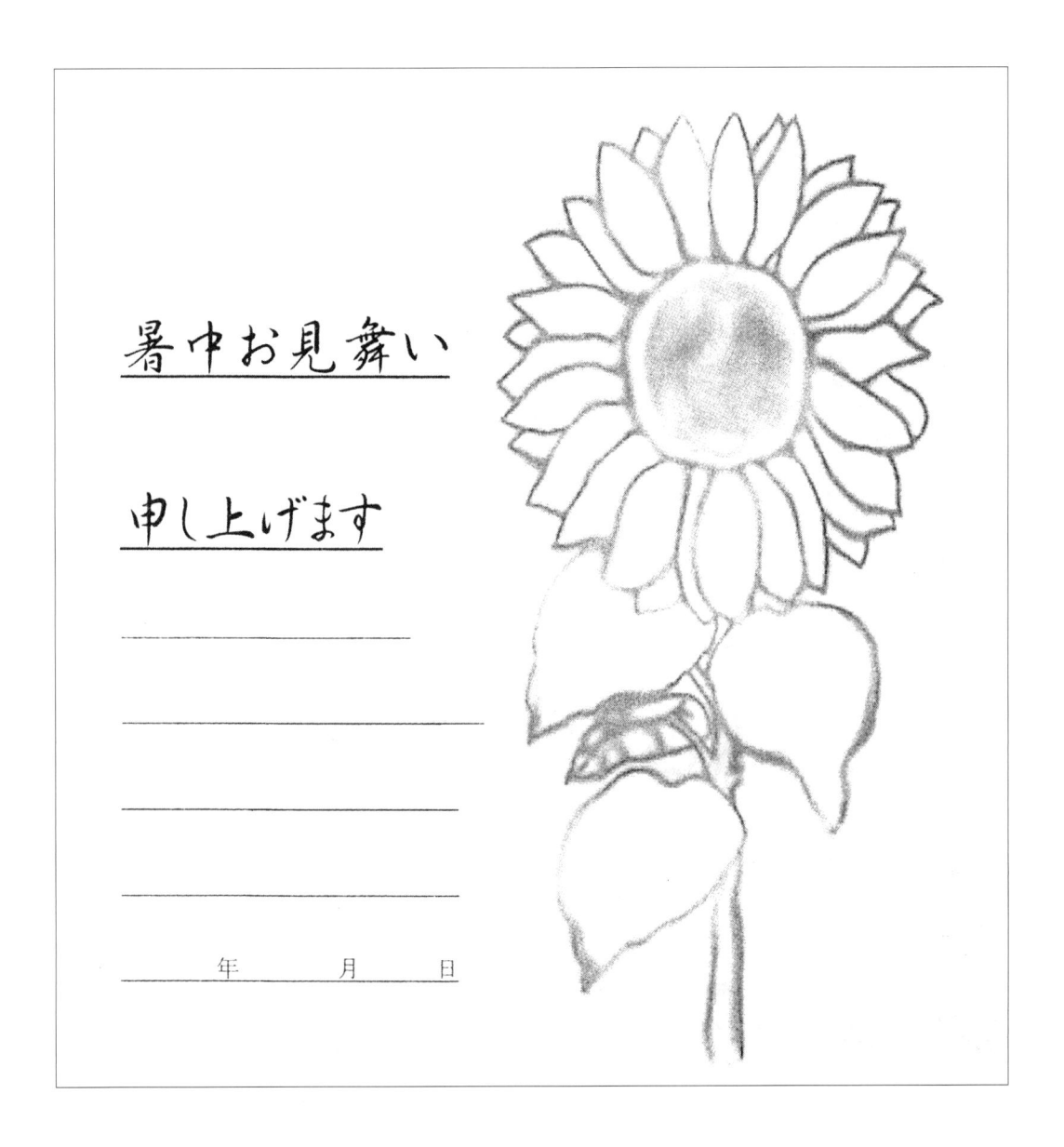

# 水曜日の練習28（10分）　組み合わせ

さらに以下の4つの白い直角三角形と、4つの黒い直角三角形を切り取りましょう。あなたの手元には8つの白い直角三角形と8つの黒い直角三角形があることになります。それを使って、図形1-2を作って下さい。重なりに注意して、必ず白い紙の上で作りましょう。

図形1

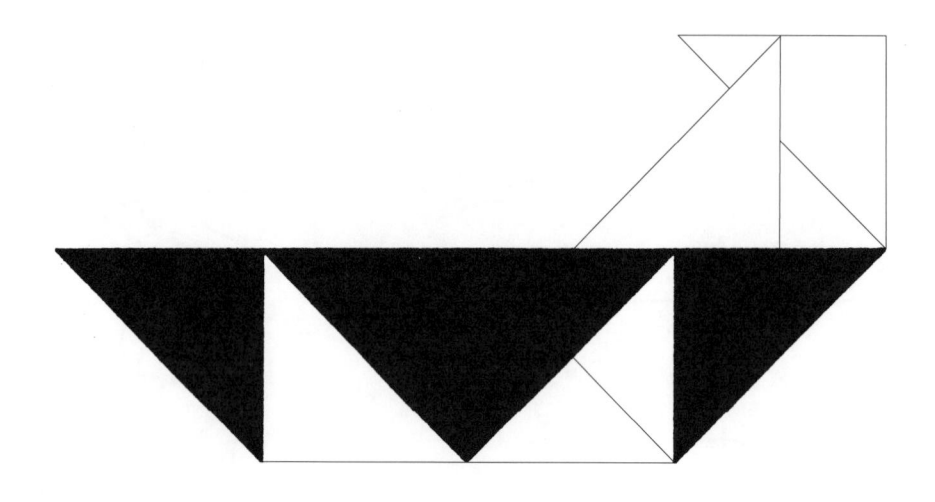

【切り取るもの】

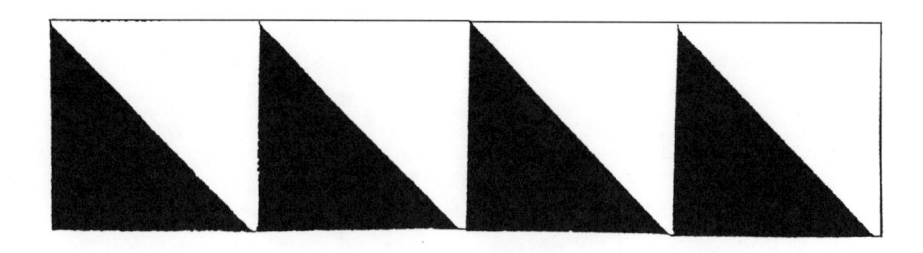

図形2

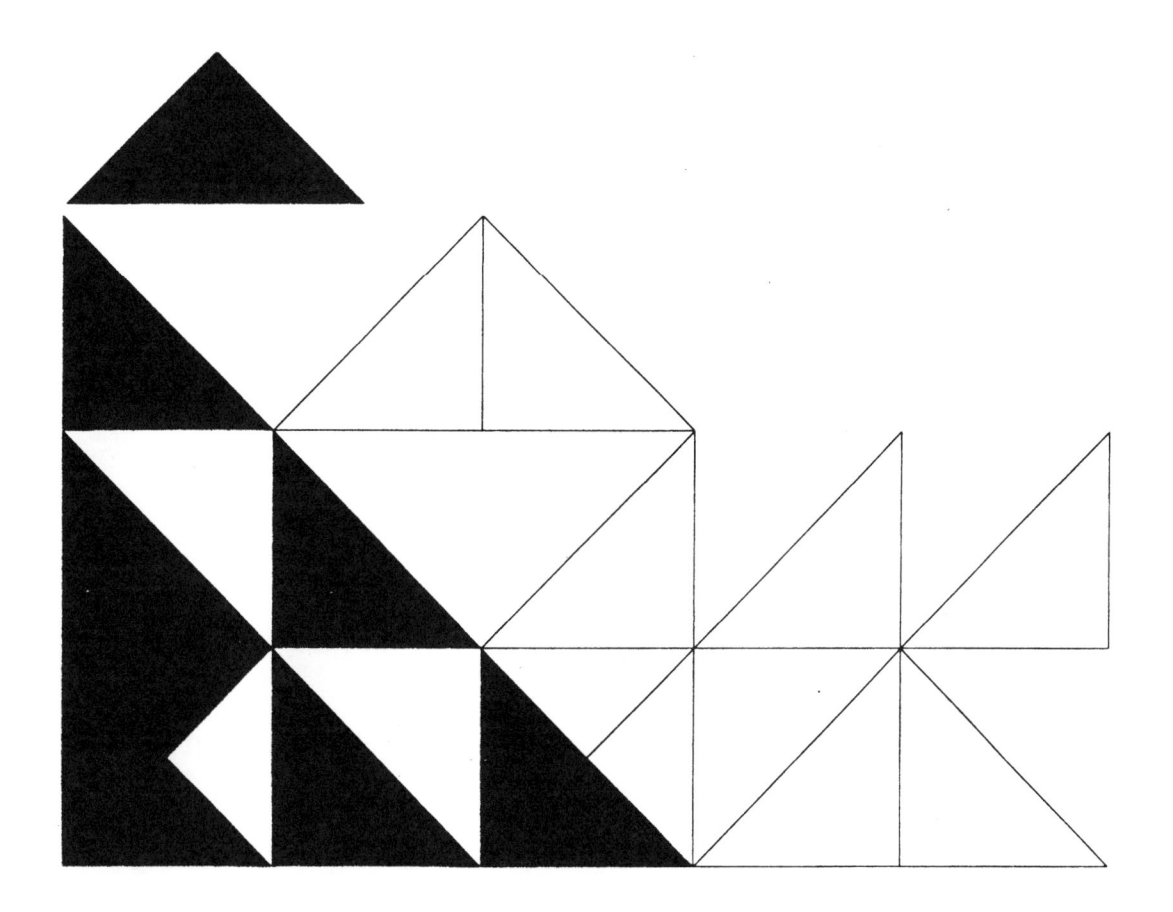

## 水曜日の練習29（5分）　文章問題

次の文章を読んで、次のページの練習をしましょう。


「そうだ、信州に行こう。」
どこかで聞いたような言葉を呟いて、夫が立ち上がった。
「信州にもいろいろあるわよ、松本、上田、長野、諏訪とか」
「しなの鉄道に乗るんだ。しなの鉄道だ。」
夫はすっかりその気になって、時刻表と旅行ガイドをめくりはじめている。
私はといえば、しなの鉄道がいったいどんな鉄道なのか、知らなかった。JRの一部かと思っていたくらいだ。夫と一緒に時刻表の地図をみて、しなの鉄道がどんな路線なのかを確かめる。
まず、しなの鉄道といえば、縦に長い長野県の東北（右上）を走っている路線であり、1997年10月1日にJRから経営分離された第3セクターの路線であることがわかった。篠ノ井（しののい）から軽井沢までを結んでいる60キロちょっとの小さな路線である。つまり、かつてはJRの信越線だった路線であるが、長野新幹線が出来たときに軽井沢から先をカバーする路線として、しなの鉄道は開設された。
「信濃追分」「御代田（みよた）」、「信濃国分寺」、「坂城（さかき）」「屋代（やしろ）」と風情のある駅名が並んでいる。
「ねえ、どこに行くの？」と夫に言うと、
「どこかに宿場街があったはずだ、そこに行きたい」
と答えた。

1. 次の地名を書き写しましょう。

篠ノ井

信濃追分

御代田

信濃国分寺

坂城

屋代

2. しなの鉄道はどんな鉄道でしょうか。以下に書き入れてみましょう。

しなの鉄道は、　　　　県にあり、　　　　年　　月　　日に開設された、第3　　　　　の路線である。長さは約60kmであり、篠ノ井と　　　　を結んでいる。

3. 最初と最後の会話文を下に写しましょう。
　　　「　　　　　　　　　　　　　　　　」
　　　「　　　　　　　　　　　　　　　　　」

## 水曜日の練習30（5分）　地図のマーク

1. 名古屋市の地図があります。この地図の中から、お寺のマーク 卍 を見つけて下さい。見つけたら、赤い丸で囲みましょう。いくつありましたか？

（　　　　個）

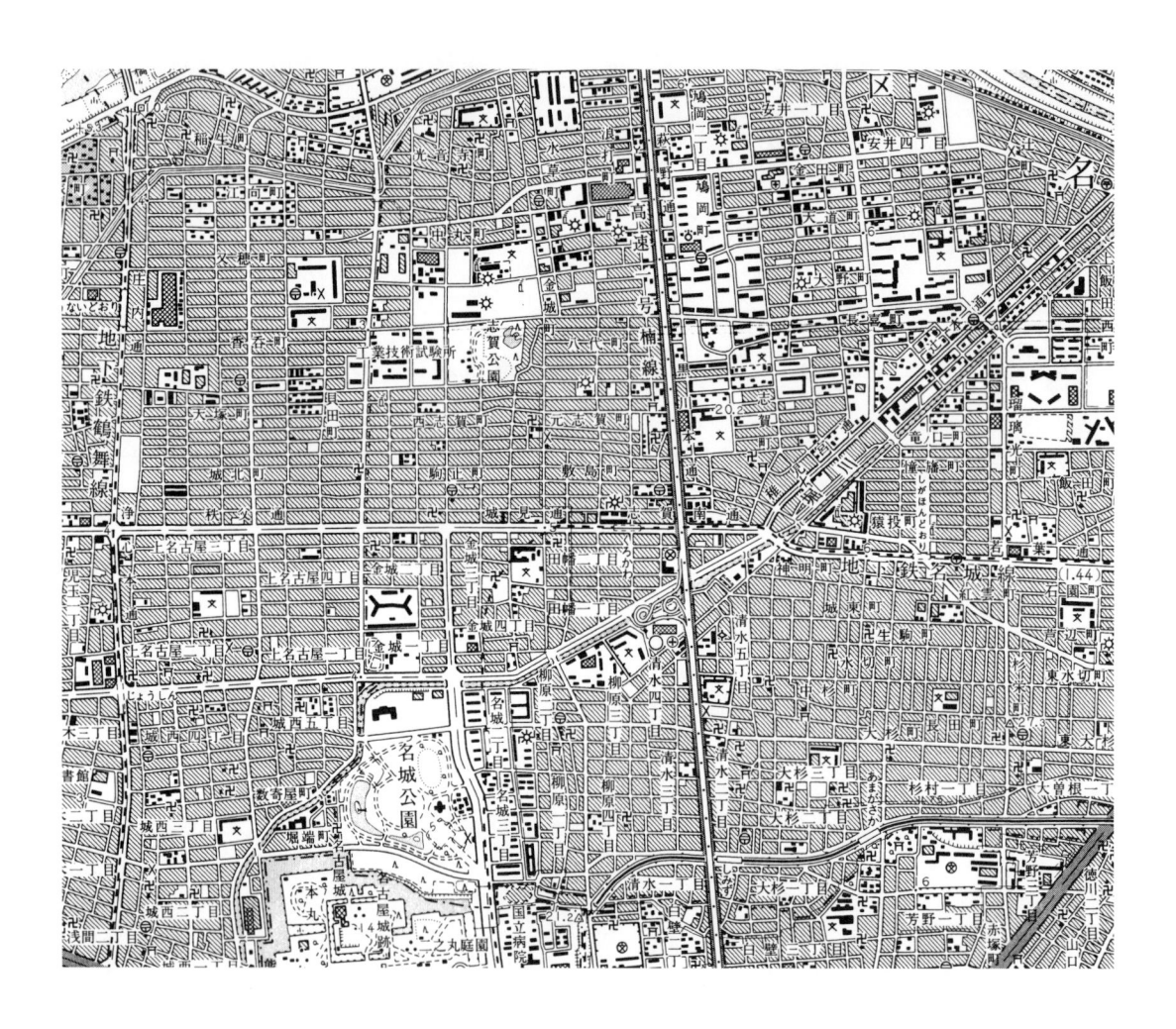

## 練習の自己評価

今日の練習は100点満点で何点位になりますか？予想して書きましょう。

今日の練習はどうでしたか？下の項目で該当するものに○をつけましょう。いくつ○をつけてもかまいません。

1. 楽しかった。

2. やるのが少し面倒くさかった。

3. 途中で嫌になった。

4. 途中で嫌になったが、我慢してやった。

5. 途中で嫌になったが、休んでまたやった。

6. 誰かと一緒にやると、もっと楽しいだろうと思った。

7. やり終わったら、とても疲れた。

その他感じたことを何でも書きましょう。

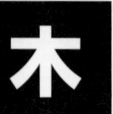

## 木曜日の練習　　準備するもの：鉛筆かペン、色鉛筆、はさみ、タイマー

木曜日の練習22（5分）　　言葉選び

下の図には、英語の動物名が含まれています。どこになにがあるのか探してみましょう。次の頁を参照のこと。

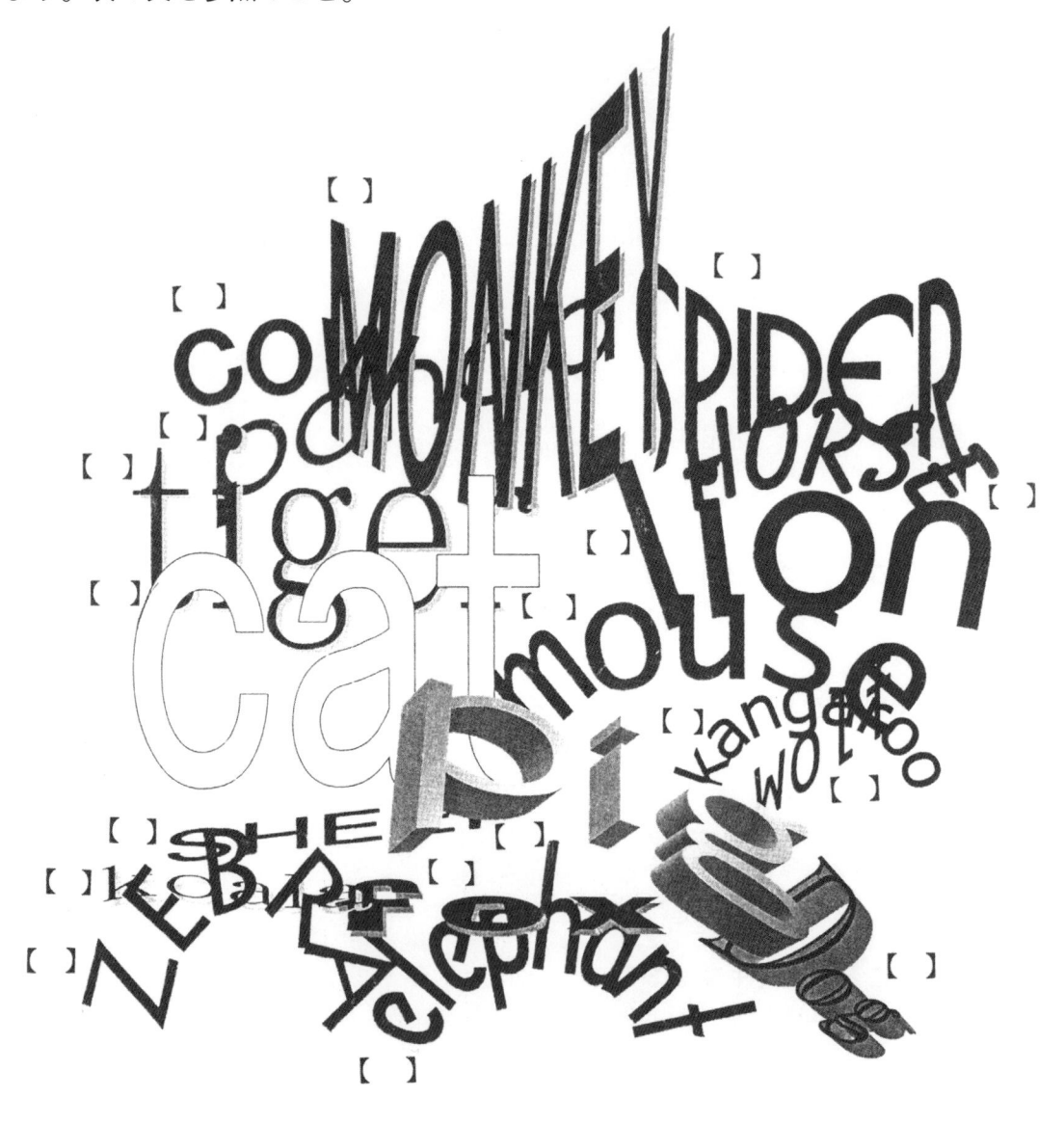

前の頁の中の英語の動物名が下に書いてあります。その番号を前の頁の同じ英語の動物名の【 】に入れましょう。

(1) lion　　　　　(2) CAT　　　　　(3) SPIDER　　　　(4) Dog
　　（ライオン）　　　（キャット）　　　（スパイダー）　　　（ドッグ）

(5) MONKEY　　　(6) ZEBRA　　　　(7) kangaroo　　　 (8) elephant
　　（モンキー）　　　（ゼブラ）　　　　（カンガルー）　　　（エレファント）

(9) tiger　　　　　(10) panda　　　　(11) koala　　　　　(12) HORSE
　　（タイガー）　　　（パンダ）　　　　（コアラ）　　　　　（ホース）

(13) SHEEP　　　 (14) pig　　　　　(15) WOLF　　　　 (16) COW
　　（シープ）　　　　（ピッグ）　　　　（ウルフ）　　　　　（カウ）

(17) mouse　　　 (18) fox
　　（マウス）　　　　（フォックス）

# 木曜日の練習23（10分）　身近な素材を見て書く

あなたが今いる部屋を見回して、答えましょう。

1. その部屋には、音楽CD・音楽テープはありますか。それはどのようなCD・テープですか？

2. その部屋には、どのような本がありますか。近くにある本の題名を写しましょう。

3. 文房具はどのようなものがありますか。出来るだけたくさん書きましょう。

# 木曜日の練習24（10分）　計算問題

1. 次の計算をしましょう。

$$24 \div 8 \qquad 45 \div 15 \qquad 121 \div 11 \qquad 2316 \div 12 \qquad 10062 \div 258$$

2. あなたは忘年会の幹事をしています。参加者は7人です。注文は以下のようになりました。ひとりあたりいくら支払ってもらいますか？ただし、10円未満は切り上げて計算し、あまったぶんは幹事がもらってよいものとします。

1人（　　　円）

| おしながき | 1杯(1皿) | 数量 | 合計金額 |
|---|---|---|---|
| 生ビール | 480円 | 9杯 | 円 |
| 烏龍茶 | 300円 | 2杯 | 円 |
| レモンサワー | 380円 | 1杯 | 円 |
| カルピスサワー | 380円 | 1杯 | 円 |
| 焼き鳥の盛り合わせ | 730円 | 1皿 | 円 |
| ちゃんこ鍋セット | 2300円 | 2皿 | 円 |
| ゴマのアイスクリーム | 290円 | 5皿 | 円 |
| 大根サラダ | 500円 | 1皿 | 円 |

**木曜日の練習25（10分）　記号の写し**

これは水曜日と同じ暗号です。この暗号を下のらんにそのまま写しましょう。

| あ | い | う | え | お | か | き | く | け | こ |
|---|---|---|---|---|---|---|---|---|---|
|   |   |   |   |   |   |   |   |   |   |
|   |   |   |   |   |   |   |   |   |   |

# 木曜日の練習26（5分）　記号選び

1. 次の記号のなかから ⇨ を赤い丸で、→ を青い丸で囲みましょう。似ているものがあるので注意して下さい。それぞれいくつありましたか？

　　　　　　　　　　　　　　　　　　　　　　　　　赤（　　　個）
　　　　　　　　　　　　　　　　　　　　　　　　　青（　　　個）

2. 2本の矢印が横にぶつかりあうところ（例：⤷ ←や ↰ ⇦）に緑色で丸を書きましょう。いくつありましたか？

　　　　　　　　　　　　　　　　　　　　　　　　　　　　　　（　　　個）

## 木曜日の練習27（10分）　ぬり絵

東海道山陽新幹線が走る県は、東京都・神奈川県・静岡県・愛知県・岐阜県・滋賀県・京都府・大阪府・兵庫県・岡山県・広島県・山口県・福岡県です。これらの県を下の色に丁寧にぬって下さい。横に細長い東京都からはじめましょう。

東京都と神奈川県と静岡県は、赤
愛知県と岐阜県と滋賀県は、黄色
京都府と大阪府と兵庫県は、青
岡山県と広島県と山口県と福岡県は、水色

東京都

## 木曜日の練習28（10分）　組み合わせ

あなたの手元にある8つの白い直角三角形と8つの黒い直角三角形を使って、図形1-2を作りましょう。重なりに注意して、必ず白い紙の上で作って下さい。

図形1

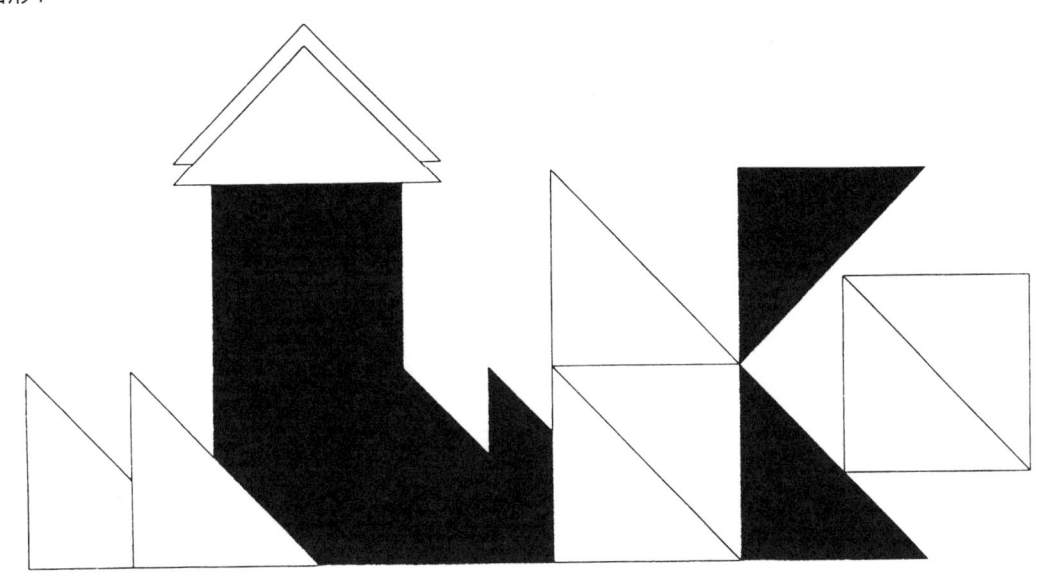

図形2

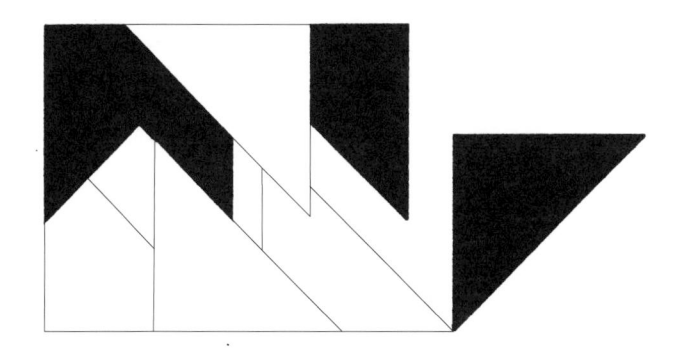

## 木曜日の練習29（5分）　文章問題

次の文章を読んで、次のページの練習をしましょう。

昭和初期の歌謡曲というのは、たいてい7-5調である。日本語には俳句（5-7-5調）や短歌（5-7-5-7-7調）もあり、5音と7音というのは、われわれ日本人の言葉のリズムとしてなじんでいるのであろう。

だから、皆に口ずさんでもらえる歌詞を書くのなら、とりあえず7-5調で書くといいだろう。7-5調で書くというと、音数を気にして難しくなりそうだが、実はそれほど難しくはない。「ああ」「そう」「ネエ」などの感嘆詞、あるいは「…や」「…よ」「…かな」といった末尾語をうまく使えばいいだけなのである。

たとえばここで、「夏の夜の花火のように消えた恋」を7-5調で描くとする。ここで大事なのは、いつも心に7-5調のリズムを持って、そのリズムに合わせて言葉を生み出すことである。では、どのような言葉を選ぼうか。このテーマをそのまま描いてしまうと2行くらいで終わってしまうので、いろいろな例えや広がりが必要となる。

そのためには、まずあなたが夏の夜に花火を見に行った気分になって欲しい。あなたが花火に行った思い出をどうか思い出して欲しい。それはどんな情景だろうか。河原ならば、夕べの雨で地面が湿ってはいなかったか、風がないなら、煙が立ちこめてしまっていなかったか、人が大勢いて、ビールが美味しかった、とか、子供が走り回ってにぎやかだった、とか、そんな細かいことを思い出して欲しい。そして、人混みのなかで、あなたは恋を告げようとしているのに、あなたの好きな人は、サヨナラを告げようとしている。そういう想像をしてほしい。あくまで7-5調を忘れずに。

1. 数字の部分にマルを付けてみましょう。


2. 次の言葉を写してみましょう

夏の夜の花火のように消えた恋


子供が走り回ってにぎやかだった


あなたは恋を告げようとしている


3. この文章問題中に、「ここで大事なのは」で始まる文を探して下に書き写しましょう。

## 木曜日の練習30（5分）　地図のマーク

1. 名古屋市の地図があります。この地図の中から、工場のマーク ☼ を見つけて下さい。見つけたら、赤い丸で囲みましょう。いくつありましたか？

（　　　　個）

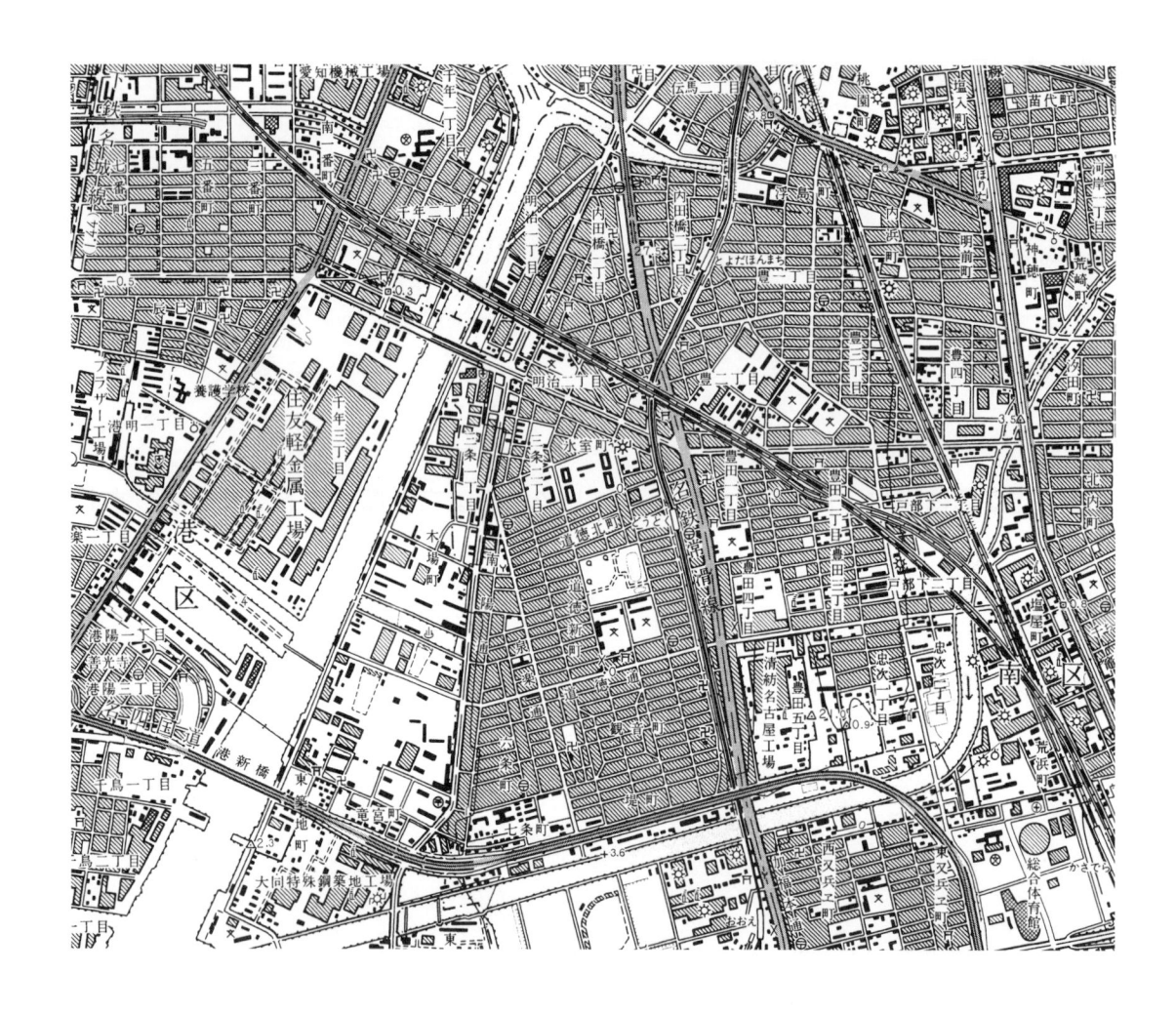

## 練習の自己評価

今日の練習は100点満点で何点位になりますか？予想して書きましょう。

今日の練習はどうでしたか？下の項目で該当するものに○をつけましょう。いくつ○をつけてもかまいません。

1. 楽しかった。

2. やるのが少し面倒くさかった。

3. 途中で嫌になった。

4. 途中で嫌になったが、我慢してやった。

5. 途中で嫌になったが、休んでまたやった。

6. 誰かと一緒にやると、もっと楽しいだろうと思った。

7. やり終わったら、とても疲れた。

その他感じたことを何でも書きましょう。

# 金曜日の練習　準備するもの：鉛筆、色えんぴつ、タイマー

## 金曜日の練習22（5分）　言葉選び

下の文章は、印刷をわざと見づらくしてあります。これを読んで、カタカナの単語を赤い丸で、数字を青い丸で囲んで下さい。それぞれいくつありましたか？

赤（　　　個）
青（　　　個）

本当のコトを言うと、何もかも不安だった。私は何しろ2年間も家に閉じこもっていて、社会の動きや周りの変化などが判らなかったから、ついてゆけるのかどうか、心配だったのだ。それは、はじめは小さなキッカケだった。私はそれから社会というものといっさいの関わりを持たなくなった。365日ほとんど家に閉じこもっていた。母は心配したが、そんな心配がさらに私を絶望的にした。それから2年がたった。カウンセラーの先生は私の話をよく聴いてくれて、けっしてあせることはなかったが、そろそろ外に出てみてはどうか、と言った。私のような者のために、ノンビリと過ごせる場所があるという。それなら、一度どんな場所か見学に行こうということになったのだ。私はいまだに昼夜逆転がひどく、また気分の波が大きいので、週に4日通えるかどうか不安ではあった。その日、5月の晴れた日に、カウンセラーの先生がペットボトルのジュースを持って迎えに来てくれた。昼間に外に出るなんて本当に久しぶりだ。近所の人たちが自分をジロジロ見ているような気がして、ついタイガースのキャップを深くかぶってうつむいてしまう。乗り換えを含めて30分くらいの場所にそのフリースペースはあった。先生は私を連れて、その場所の代表とおぼしき人に挨拶をしている。私も挨拶をしたが、なかなか上手な挨拶が出来ない。恥ずかしいことをしたのではないか、ぎこちないのではないかと不安である。入り口のすぐとなりに広い部屋があって、椅子がバラバラと置いてあり、テレビがつけっぱなしになっていた。3人くらいの10代の男性が、こちらを見るともなく漫画を読んでいた。やってゆけるのだろうか？そんな顔をしていたら、カウンセラーの先生がジュースを飲ませてくれた。人に頼るのは情けないと思いながら、24時間誰かに頼らずにはいられない自分がいる。だけど、遠いところを見るのではなく、とにかく時間に身を任せてしまいなさいという誰かの言葉を思い出した。外では大通りの車のクラクション、環状7号線にほど近い都会のかたすみ。ドキドキしていると、ここの職員なのだろうか、女のひとがコーヒーを入れてくれた。それで少しだけココロがおさまったような気がした。とても頼りないだけど小さな1歩が踏み出せたような春の日だった。

**金曜日の練習23（10分）　　身近な素材を見て書く**

あなたが今いる部屋を見回して、答えましょう。

1. この一週間以内に買ったものはありますか？

2. 逆に、5年以上前からあるものを書きましょう。

3. そろそろ捨てたいと思っているものはありますか？
　ありましたら書いて下さい。

# 金曜日の練習24（10分）　計算問題

下の数字で、たて・よこいずれかの2マスで、足すと10になる組み合わせを探して、例にならって丸をつけましょう。

例(↓)

| 1 | 7 | 4 | 5 | 6 | 2 | 6 | 4 | 7 | 6 | 5 | 4 | 2 | 5 | 2 | 4 |
|---|---|---|---|---|---|---|---|---|---|---|---|---|---|---|---|
| 3 | 1 | 8 | 3 | 7 | 9 | 3 | 2 | 9 | 3 | 6 | 8 | 9 | 8 | 6 | 1 |
| 8 | 7 | 8 | 2 | 6 | 5 | 4 | 1 | 5 | 7 | 8 | 4 | 1 | 2 | 9 | 5 |
| 5 | 9 | 4 | 8 | 6 | 4 | 8 | 8 | 1 | 1 | 6 | 1 | 7 | 5 | 6 | 8 |
| 4 | 2 | 9 | 5 | 8 | 8 | 9 | 2 | 9 | 6 | 2 | 4 | 8 | 6 | 6 | 8 |
| 6 | 9 | 4 | 1 | 6 | 2 | 4 | 1 | 4 | 7 | 3 | 3 | 6 | 5 | 9 | 5 |
| 5 | 7 | 8 | 9 | 1 | 8 | 9 | 8 | 5 | 9 | 3 | 5 | 7 | 2 | 6 | 5 |
| 5 | 8 | 4 | 7 | 9 | 2 | 1 | 2 | 6 | 5 | 2 | 4 | 3 | 3 | 9 | 4 |
| 3 | 3 | 4 | 5 | 5 | 1 | 4 | 5 | 7 | 9 | 4 | 4 | 7 | 5 | 8 | 4 |
| 5 | 6 | 8 | 9 | 8 | 2 | 9 | 3 | 1 | 6 | 3 | 7 | 8 | 3 | 6 | 3 |
| 7 | 7 | 5 | 3 | 1 | 1 | 4 | 7 | 6 | 8 | 2 | 4 | 2 | 1 | 7 | 3 |
| 2 | 4 | 1 | 5 | 3 | 5 | 1 | 2 | 1 | 3 | 1 | 8 | 8 | 6 | 9 | 4 |
| 9 | 6 | 2 | 3 | 6 | 7 | 1 | 5 | 7 | 6 | 1 | 4 | 2 | 5 | 7 | 1 |
| 5 | 3 | 9 | 4 | 2 | 3 | 4 | 9 | 9 | 5 | 2 | 9 | 7 | 4 | 9 | 4 |

※ 例：一番上の行の「6 4」に丸がついている

金曜日の練習25（10分）　記号の写し

1. 木曜日の暗号を使って、次の言葉を記号にかえましょう。

例　　け　い　こ　→

1.

| あ | か | か | あ | お |
|---|---|---|---|---|
|   |   |   |   |   |

2.

| か | い | け | い | か |
|---|---|---|---|---|
|   |   |   |   |   |

# 金曜日の練習26（5分）　記号選び

1. 次の記号のなかから ✋ を赤い丸で、👉 を青い丸で囲みましょう。それぞれいくつありましたか？

　　　　　　　　　　　　　　　　　　　　　　　　赤（　　　個）
　　　　　　　　　　　　　　　　　　　　　　　　青（　　　個）

2. 色が同じで、かつ左右で指が向かい合っている2つの手の組み合わせを、緑色の丸で囲みましょう。いくつありましたか？

　　　　　　　　　　　　　　　　　　　　　　　　　（　　　個）

## 金曜日の練習27（10分）　ぬり絵

次の図は「ブロードマンの大脳地図」と呼ばれるものです。

1. 前頭前野は9,10,11,46,47野に相当します。前頭前野を赤くぬりましょう。

2. ブローカ野は44,45野に相当します。ブローカ野を青くぬりましょう。

3. 1,2,3,4,6,野は中心領域と呼ばれます。中心領域を緑色にぬりましょう。

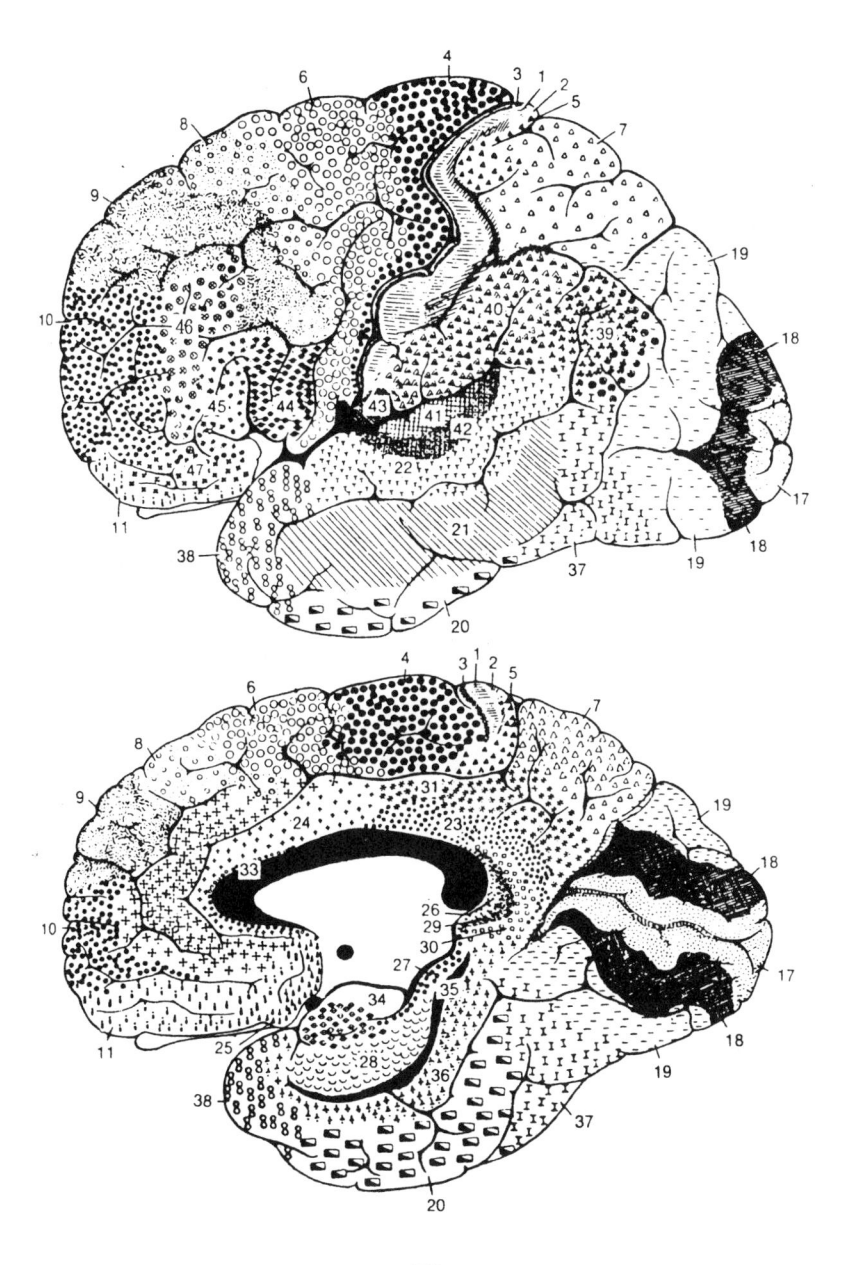

# 金曜日の練習28（10分）　組み合わせ

あなたの手元にある8つの白い直角三角形と8つの黒い直角三角形を使って、図形1-2を作って下さい。重なりに注意して、必ず白い紙の上で作って下さい。

図形1

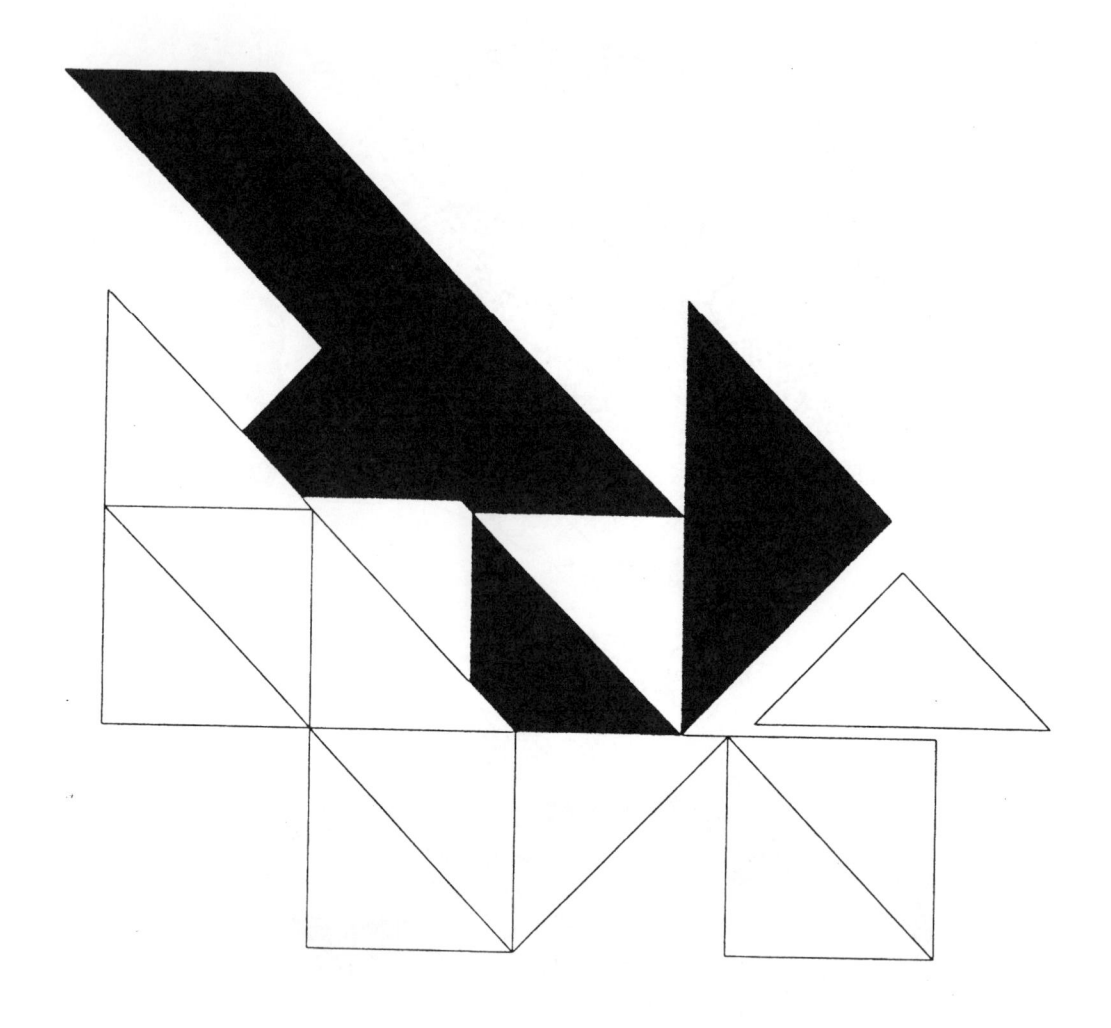

図形2

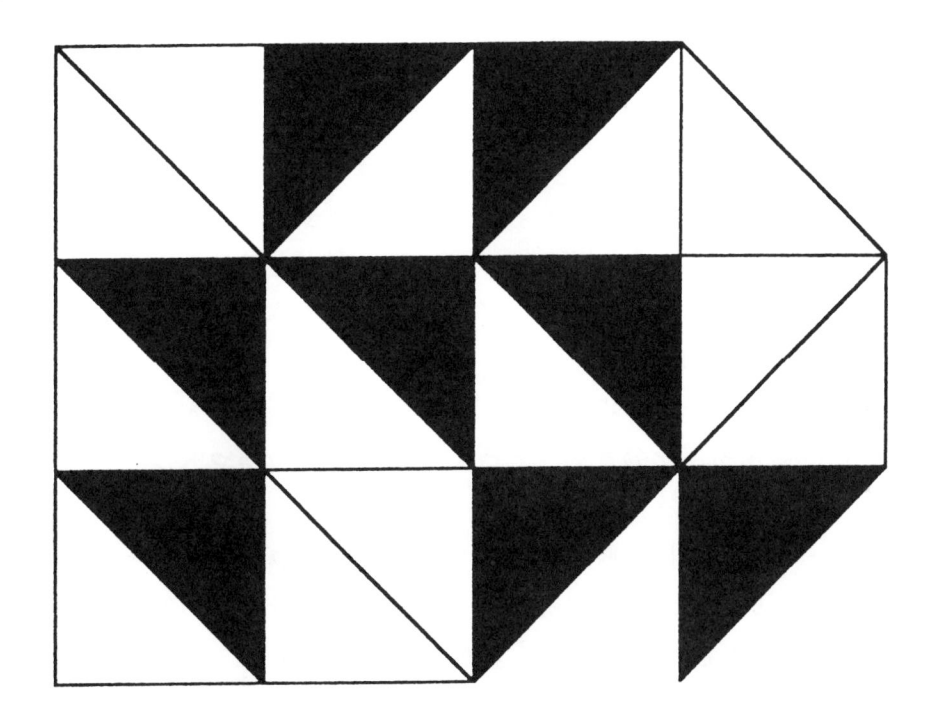

## 金曜日の練習29（5分）　文章問題

次の文章を読んで、次のページの練習をしましょう。


ミスタージャイアンツ・長嶋から原辰徳へと巨人の監督がかわって良くなったことは、2軍で必死になっていた若手が台頭してきたことだろう。それらの選手たちは、たしかにカリスマ性やスター性には欠けるかもしれないが、その努力を知っているものにとっては心打たれるものがある。チームというのは4番バッターばかりではないし、先発エースばかりでもないのだ、とあらためて思い知らされる。
たとえば、守備の素晴らしい斉藤。たとえば、ベースランニングが非常に優れている鈴木。たとえば、プロ入り初ヒットそしてホームランを8年目にして打った原俊介。あるいは、これも俊足の宮崎。こういった地味ではあるが良い選手が、一軍の試合でもお目にかかれるようになった。俊足の選手が多いと、ダブルプレーの危険性が減るし、ランエンドヒット、ダブルスチールなど脚を使った攻撃で相手を揺さぶることが出来る。相手チームが本当にイヤなのは、こういった攻撃なのである。
欲をいえば、投手にもこのようなラッキーボーイが出現して欲しい。巨人の場合は、投手はおおむねドラフト上位で指名されて、エース級の活躍をするのだが、それ以外の層が薄い傾向にある。そのため、どうしても外国人投手やトレードで他球団のベテランを取ってくるといった形になる。
巨人のストッパーというのは伝統的に長続きしない傾向がある。もともと先発完投型のチームであるといった理由もあるが、上記のような投手層の薄さも否めない。力があれば、2軍選手もどんどん一軍に上がることの出来る時代になった。若手投手はぜひとも健闘して、投手陣を支えるエースあるいは優れたセットアッパーやストッパーになって欲しいものである。

1. 人名を選び出しましょう。いくつありましたか？


2. カタカナ言葉にマルを付けましょう。いくつありましたか？


3. 以下の長いカタカナ言葉を写しましょう。

ミスタージャイアンツ

ランエンドヒット

ダブルスチール

ラッキーボーイ

セットアッパー

## 金曜日の練習30（5分）　地図のマーク

1. 名古屋市の地図があります。この地図の中から、郵便局のマーク〒を見つけて下さい。見つけたら、赤い丸で囲みましょう。いくつありましたか？

（　　　　個）

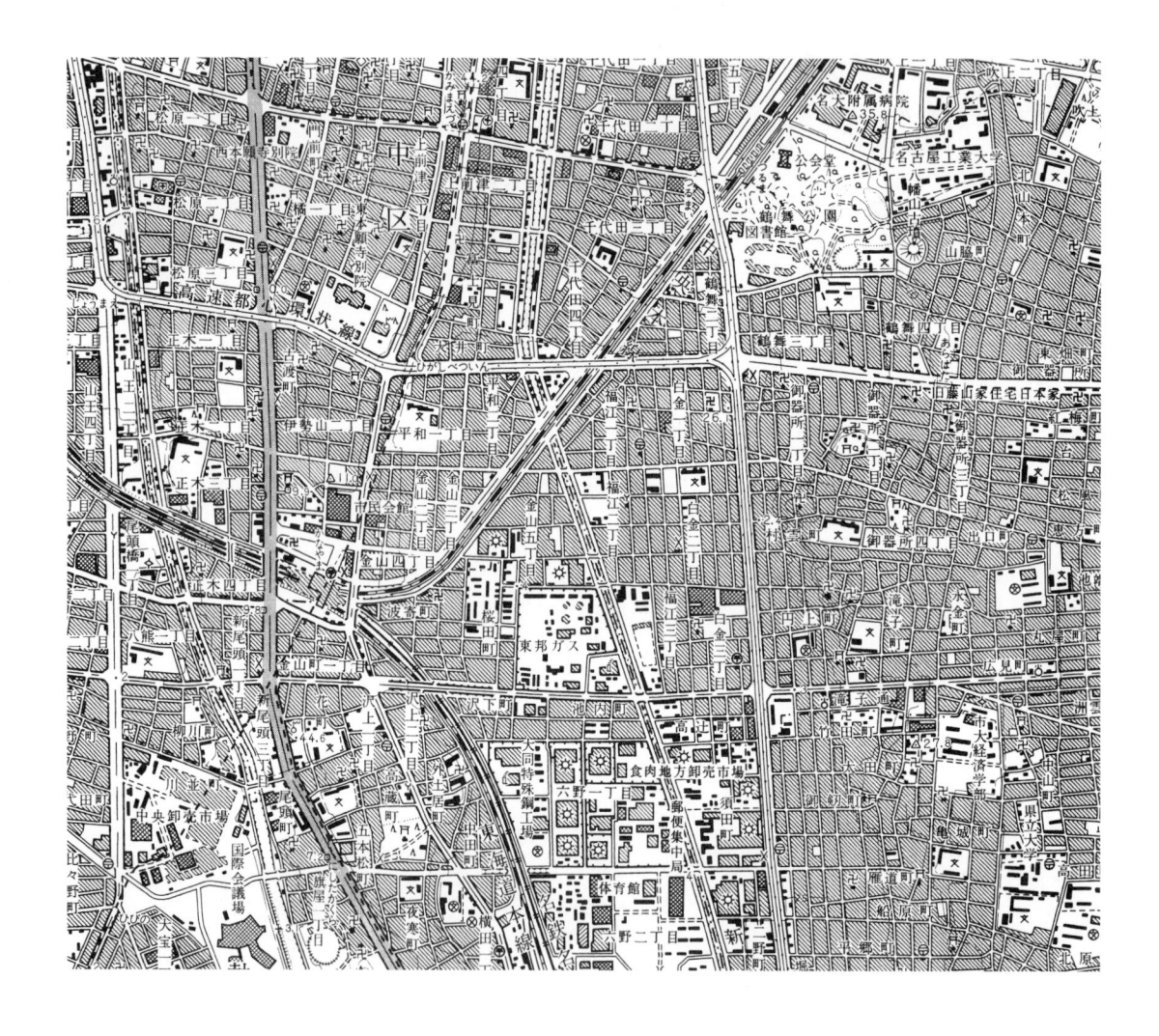

## 練習の自己評価

今日の練習は100点満点で何点位になりますか？予想して書きましょう。

今日の練習はどうでしたか？下の項目で該当するものに○をつけましょう。いくつ○をつけてもかまいません。

1. 楽しかった。

2. やるのが少し面倒くさかった。

3. 途中で嫌になった。

4. 途中で嫌になったが、我慢してやった。

5. 途中で嫌になったが、休んでまたやった。

6. 誰かと一緒にやると、もっと楽しいだろうと思った。

7. やり終わったら、とても疲れた。

その他感じたことを何でも書きましょう。

FM練習帳

**脳損傷のリハビリテーションのための方法**
**TBIリハビリテーション研究所　子日とも　藤井正子**

# 見る注意力の練習帳　Ⅳ

氏　名　＿＿＿＿＿＿＿＿＿＿＿＿＿＿＿＿＿＿＿＿＿＿

実施日　　　　　年　　　　　月　　　　　日　から

　　　　　　　　年　　　　　月　　　　　日　まで

# 内　　容

## 第4週

覚え書き

練習31　図形探し

練習32　読み書き取り

練習33　図形の写し

練習34　太さ選び

練習35　言葉選び

練習35　文字拾い

練習37　書き写し

練習38　文字埋め

練習39　足し算

練習40　注意力のまとめ

練習の自己評価

## 覚え書き

- 練習は最も1日のうちで集中できるときを選んでやるようにしましょう。
- 集中力がなくなったらやめてもよいですが、あとでまた始めましょう。
- 各練習の（　）内の予定時間は一つの目安です。最初の練習帳は自分のペースでやり、次は時間を気にしてやることもよい考えです。
- 練習終了後、貴方が100点満点でどのくらいできたか予想して書いて下さい。

## 月曜日の練習　　準備するもの：鉛筆かペン、色鉛筆、タイマー

月曜日の練習31（5分）　図形探し

左側の3つの図形の中で一番右側の図形にある部分を選んで、左側のその部分に色をぬりましょう。

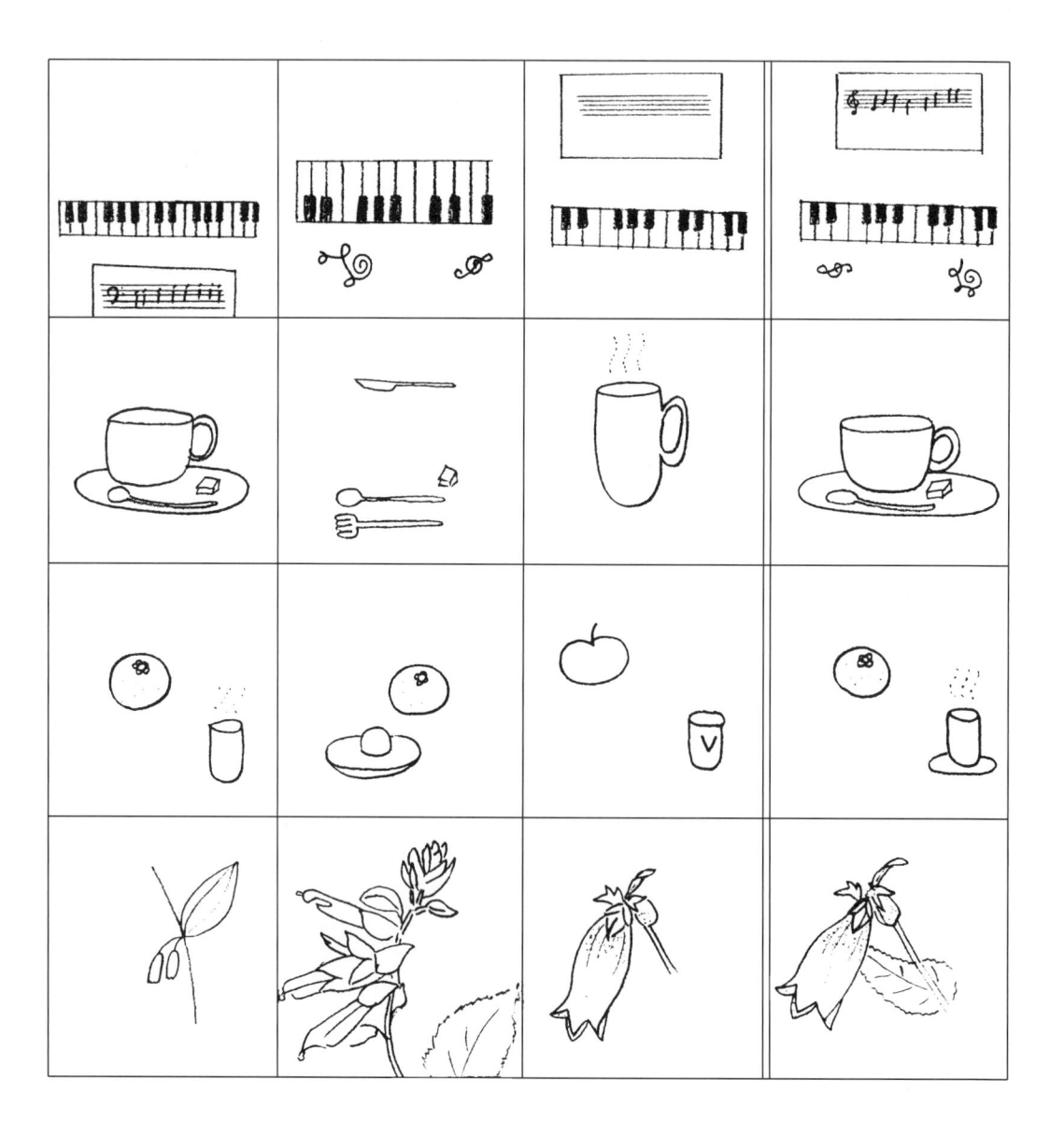

## 月曜日の練習32（10分）　読み書き取り

左列の1番上の文字と真ん中の列の1番上の文字、それから右列の1番上の文字を読んで下に書きましょう。ついで2段目も同じようにして下まで書いていきましょう。

右列：このごろはなんたいようのうくう よ

中列：れかいそどにいるのはぷろすたぐ

左列：むかしむかけしいあるところにお

| 1行目 | 2行目 | 3行目 | 4行目 | 5行目 |
| --- | --- | --- | --- | --- |
| 6行目 | 7行目 | 8行目 | 9行目 | 10行目 |
| 11行目 | 12行目 | 13行目 | 14行目 | 15行目 |

# 月曜日の練習33（10分）　図形の写し

下の図を、右側が上になるように次のページに写しましょう。

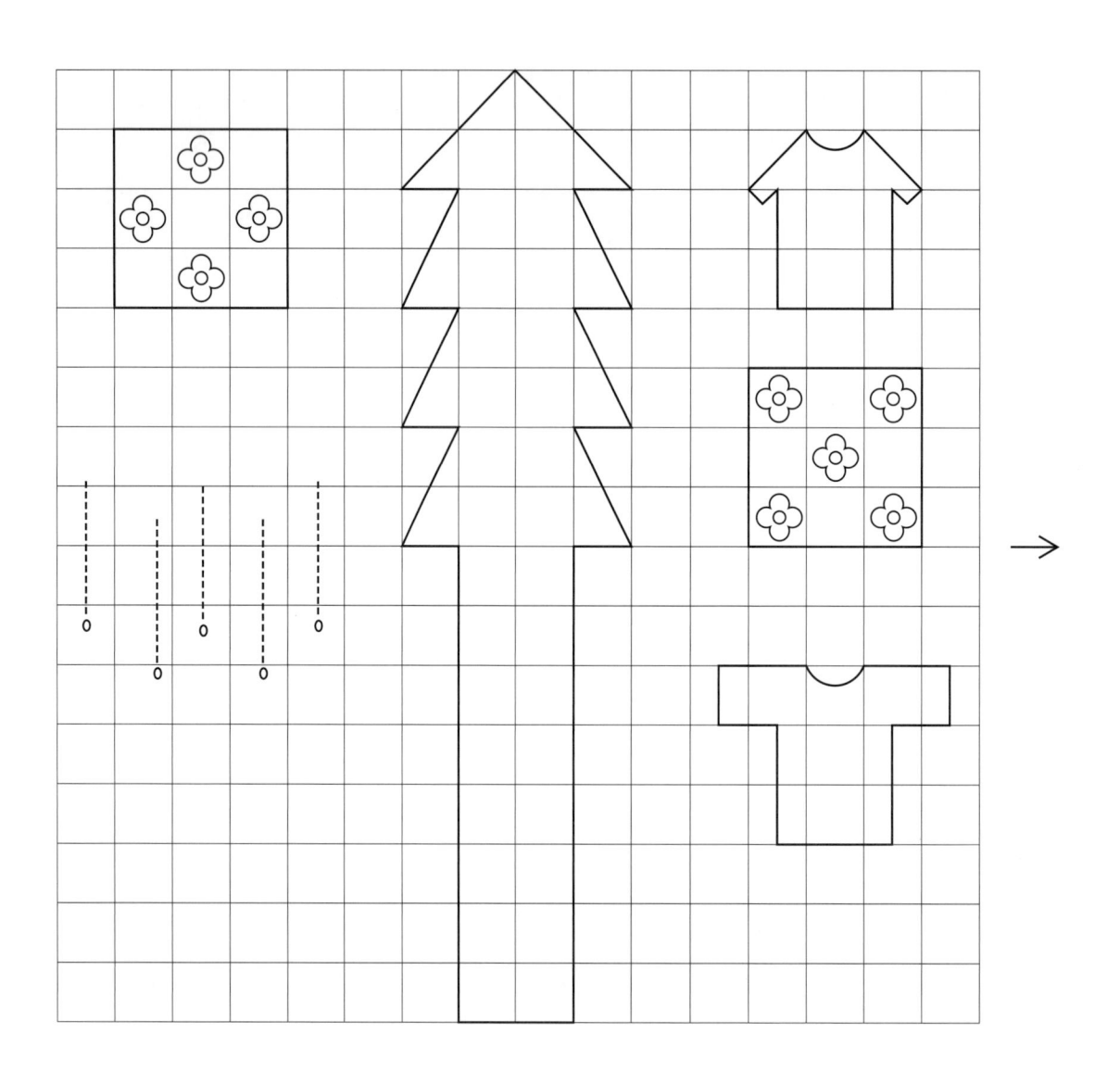

# 月曜日の練習34（5分）　太さ選び

下にはたくさんの長方形が書いてあります。いちばん太く見える縦長の形は右側から何番目か（　）の中に書いて下さい。また、いちばん細く見える横長の形は下から何番目か（　）の中に書きましょう。

1)　　　　　　　　　　　　　　　　　　　　　　　（　　）番目

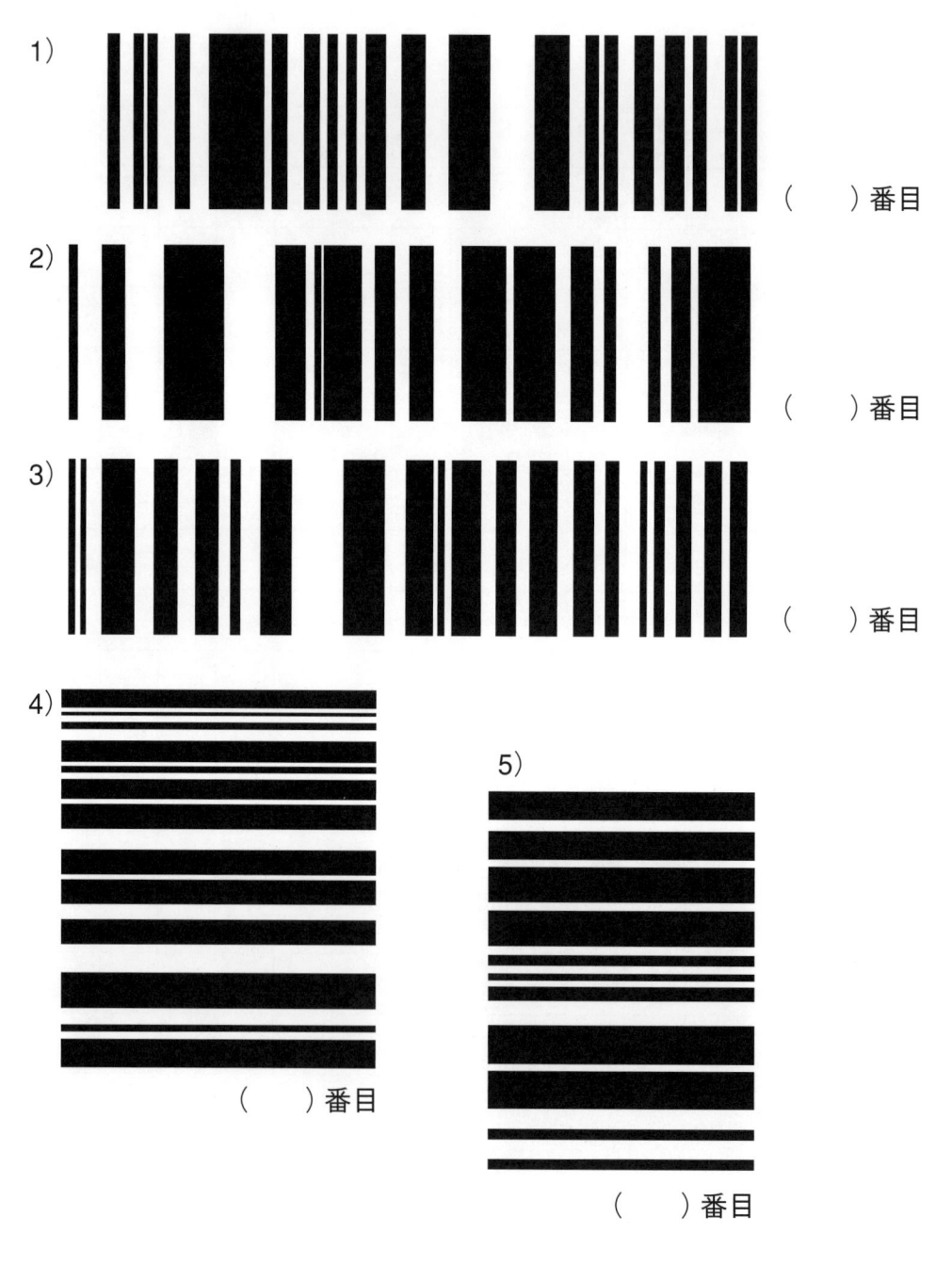

2)　　　　　　　　　　　　　　　　　　　　　　　（　　）番目

3)　　　　　　　　　　　　　　　　　　　　　　　（　　）番目

4)　　　　　　　　　　　　　　　　　　　　　　　（　　）番目

5)　　　　　　　　　　　　　　　　　　　　　　　（　　）番目

# 月曜日の練習35（5分）　言葉選び

下に長い文章があります。その中で「です」という言葉を選んで赤い丸を付けましょう。また、下の質問に答えましょう。

汗の話です。　暑いときに体熱を放散して体温の上昇を防ぐことが発汗の目的であることはよく知られていることです。　つまり体温調節との関係です。　1gの汗の蒸発で皮膚から580カロリーの熱をとるのです。　蒸発により皮膚から発散する熱量は、発汗している皮膚の表面積、皮膚表面の水蒸気圧と周囲の空気の水蒸気圧との差で決まるのです。　そのほか気圧やまわりの風速も影響がありそうです。そこで少し動物のことですが、動物の唾液を毛に塗り付ける行動も蒸発による熱放散を促進するためです。

質問

1. この文章の中心的な話題は何でしょう？

2. 動物の毛づくろいの目的の1つは何でしょう？

## 月曜日の練習36（5分）　文字拾い

次に文脈のない文字の並びがあります。　その中で「あ」という文字を選んで赤い丸で囲みましょう。それは何個ありましたか？


ねしはかにこすなあてしあいさときおりあるこれのをものらなくあいしあてすわ
たさばさそししがいたいたあがえにとりじしまうになしかあやていよなかどすは
こたりもてたつなみなつかあがそきだあやなせこつにくえらうれつどたあどらつ
つじのらちたろのてけたがそふもときついかあしあらもすどときほしあらこみと
ちさばさししそがいたいたあがえにとりじしまうになしかあやていよなかどすは
あたりにてたつなみなつかあがそきだあやなせこつにくえらうれつどたあどらつ
まりあでしおとみるさかよきでぎいかんほんいぎうゆしのぎついがねくよしじは
ていつにくよしじのしかなたたしまりあがでしうもうといたしくよしじをんいぎ
つとをんにきせのられそりあがんにきせきてぎうどきてじいせきていかやしがな
はんにきせきてつりうほはにられそたしまあがばとこういとるすびおくかふてめ


（　　　　　個）

# 月曜日の練習37（10分）　　書き写し

次の文章を下の枠内に書き写しましょう。その文章の漢字の使用文字数、ひらがなの使用文字数、カタカナの使用数を数えて下の［　］内にその数を書きましょう。

汗の話です。　暑いときに体熱を放散して体温の上昇を防ぐことが発汗の目的であることはよく知られていることです。　つまり体温調節との関係です。　1gの汗の蒸発で皮膚から580カロリーの熱をとるのです。　蒸発により皮膚から発散する熱量は、発汗している皮膚の表面積、皮膚表面の水蒸気圧と周囲の空気の水蒸気圧との差で決まるのです。　そのほか気圧やまわりの風速も影響がありそうです。そこで少し動物のことですが、動物の唾液を毛に塗り付ける行動も蒸発による熱放散を促進するためです。

1. 漢字の使用文字数　　　［　　　　］　2. ひらがなの使用文字数　［　　　　］

3. カタカナの使用文字数　［　　　　］

# 月曜日の練習38（5分）　文字埋め

次の話のなかに文字の抜けが12個あります。　抜けている文字を赤ペンで書きいれましょう。


朝中氏は今日衆議院予算委員会の参考人して出席さました。　事件への直接の関与は否定されまたが、政治責任としの関係については、信頼を傷つけことを認めて深くおびするという言葉がありました。　それらには、法律的責任はなが、社会的、政治的、道義的責任があり、それらの責任をとっ議員を辞職したいとう申し出がありました。　朝中氏の辞職については、辞職願い次の衆議院本会議で許可さる見通しでありま。

# 月曜日の練習39（5分）　足し算

次に数字が勝手に並んでいます。隣の数を足して、その答えの下1桁の数を間に書き込みましょう。

例：
```
   8 1 9
 1   7   4   5
```

1 7 4 5 6 2 6 4 7 6 5 4 2 5 2 4
3 1 8 3 7 9 3 2 9 3 6 8 8 8 8 9
8 6 1 8 7 8 2 6 5 4 1 5 7 8 4 1
2 9 5 5 9 4 8 8 8 8 6 4 8 8 1 1
6 1 7 5 6 8 4 2 9 5 8 8 9 2 9 6
2 4 8 6 6 8 6 9 4 1 6 2 4 1 4 7
3 3 6 5 5 9 5 5 7 8 9 1 8 9 8 5
9 3 5 7 2 6 5 5 8 4 7 9 2 1 2 6
5 2 4 3 3 9 3 3 4 6 5 1 4 5 7
9 4 4 7 5 8 4 5 6 8 9 8 2 9 3 1
6 3 7 8 3 6 3 7 7 5 3 1 1 4 7 6
8 2 4 2 1 7 3 2 4 1 5 3 5 1 2 1
3 1 8 6 9 4 9 6 2 3 6 7 1 5 7
6 1 4 2 5 7 1 5 3 9 4 2 3 4 9 9
5 2 9 7 4 9 4

## 月曜日の練習40（5分）　注意力のまとめ

次のアンケートに答えて下さい。適切な番号に丸をしましょう。

|  | 全くない | 少しある | よくある |
|---|---|---|---|
| 1. 私は文章を書いたあと字を書き落としていることがある | 1 | 2 | 3 |
| 2. 電話帳から電話番号を見つける時に選び落としがある | 1 | 2 | 3 |
| 3. 電話帳から電話番号をうつす時に写しまちがえる | 1 | 2 | 3 |
| 4. スーパーでお金を払う時に出したお金が間違っている | 1 | 2 | 3 |
| 5. かえりに忘れ物をしたことがある | 1 | 2 | 3 |

## 練習の自己評価

今日の練習は100点満点で何点位になりますか？予想して書きましょう。

今日の練習はどうでしたか？下の項目で該当するものに○をつけて下さい。いくつ○をつけてもかまいません。

1. 楽しかった。

2. やるのが少し面倒くさかった。

3. 途中で嫌になった。

4. 途中で嫌になったが、我慢してやった。

5. 途中で嫌になったが、休んでまたやった。

6. 誰かと一緒にやると、もっと楽しいだろうと思った。

7. やり終わったら、とても疲れた。

その他感じたことを何でも書きましょう。

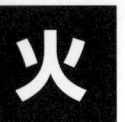

# 火曜日の練習　準備するもの：鉛筆かペン、色鉛筆、タイマー

火曜日の練習31（5分）　図形探し

左側の4つの図形の中で一番右側の図形にある部分を選んでその部分に色を塗りましょう。

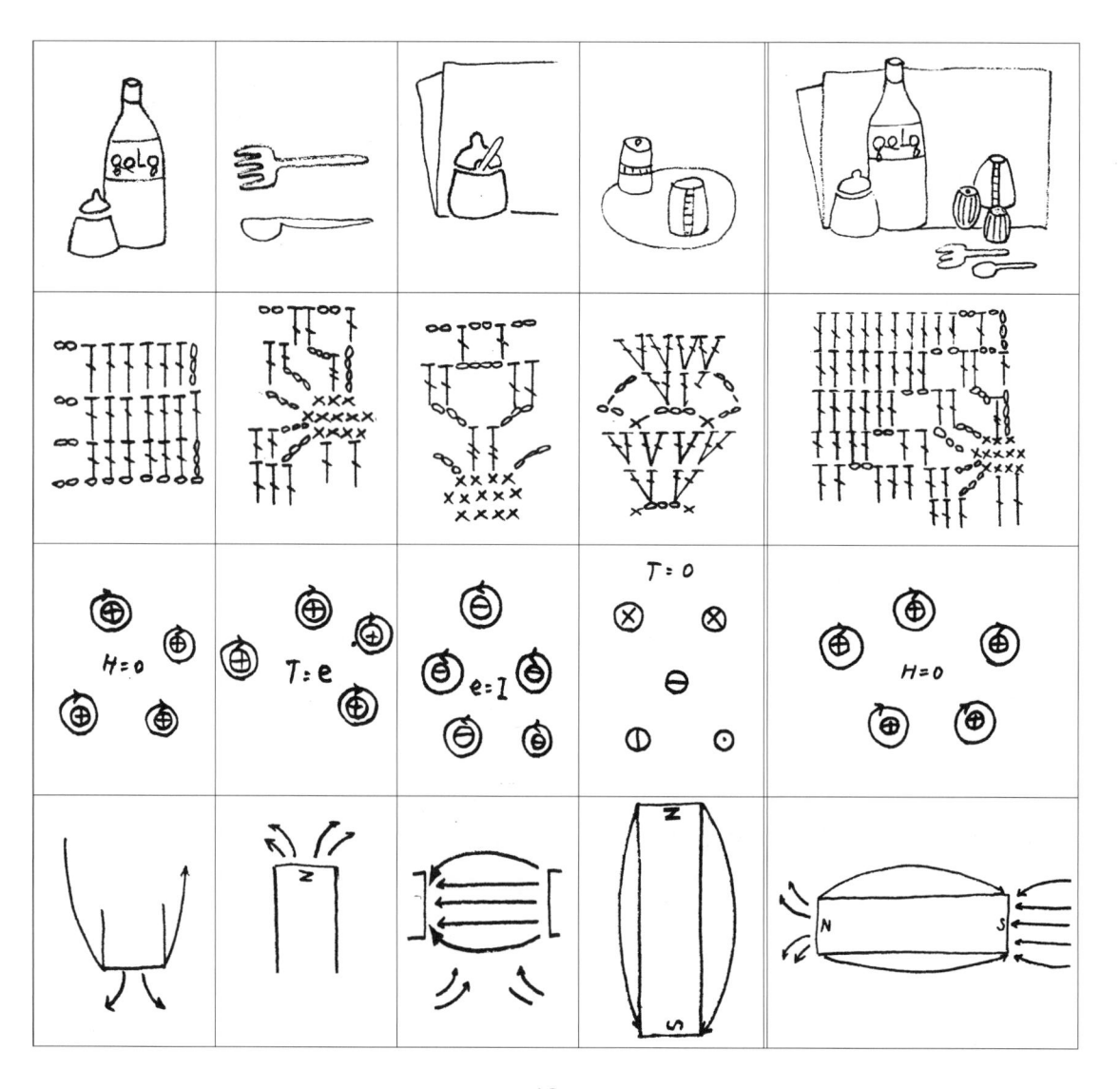

# 火曜日の練習32（10分）　読み書き取り

左列の1番上の文字と真ん中の列の1番上の文字、それから右列の1番上の文字を読んで下に書きましょう。ついで2段目も同じようにして下まで書いていきましょう。

左列：
こ
の
し
か
か
け
し
の
あ
る
と
こ
ろ
で
お

真ん中の列：
ど
じ
い
の
と
に
い
る
の
は
き
の
く
に
や

右列：
も
か
ご
じ
で
そ
な
き
た
い
う
の
く
う

| 1行目 | 2行目 | 3行目 | 4行目 | 5行目 |
| --- | --- | --- | --- | --- |
| 6行目 | 7行目 | 8行目 | 9行目 | 10行目 |
| 11行目 | 12行目 | 13行目 | 14行目 | 15行目 |

# 火曜日の練習33（10分）　図形の写し

下の図を、上下逆になるように次のページに写しましょう。

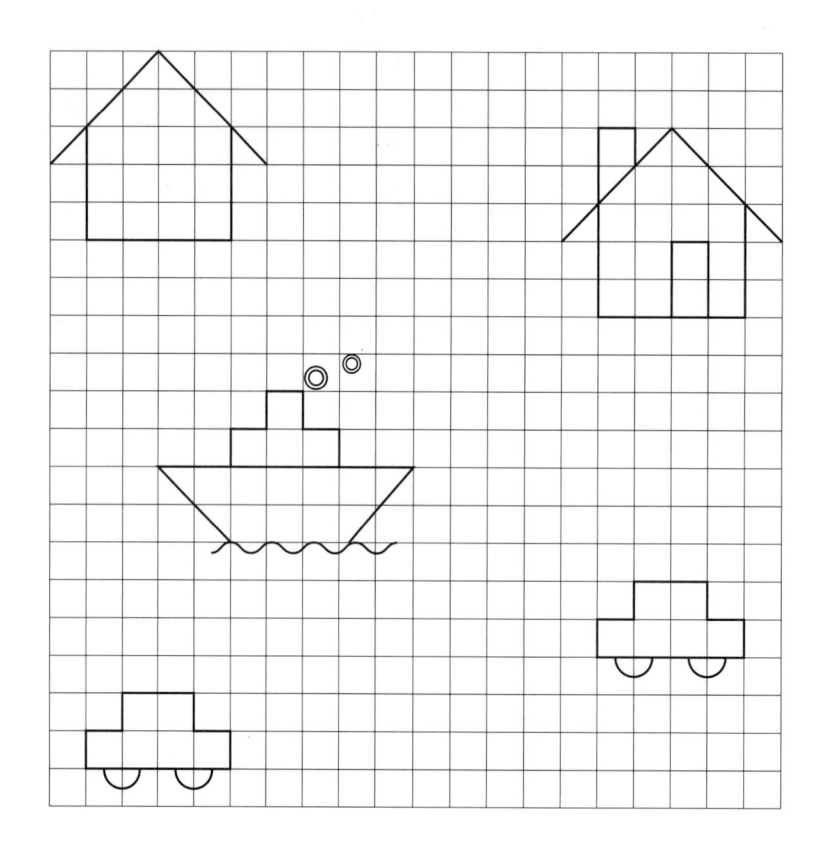

↓

## 火曜日の練習34（5分）　太さ選び

下にたくさんの長方形が書いてあります。いちばん太く見える縦長の形は右側から何番目か（　）の中に書いて下さい。また、いちばん細く見える横長の形は下から何番目か（　）の中に書きましょう。

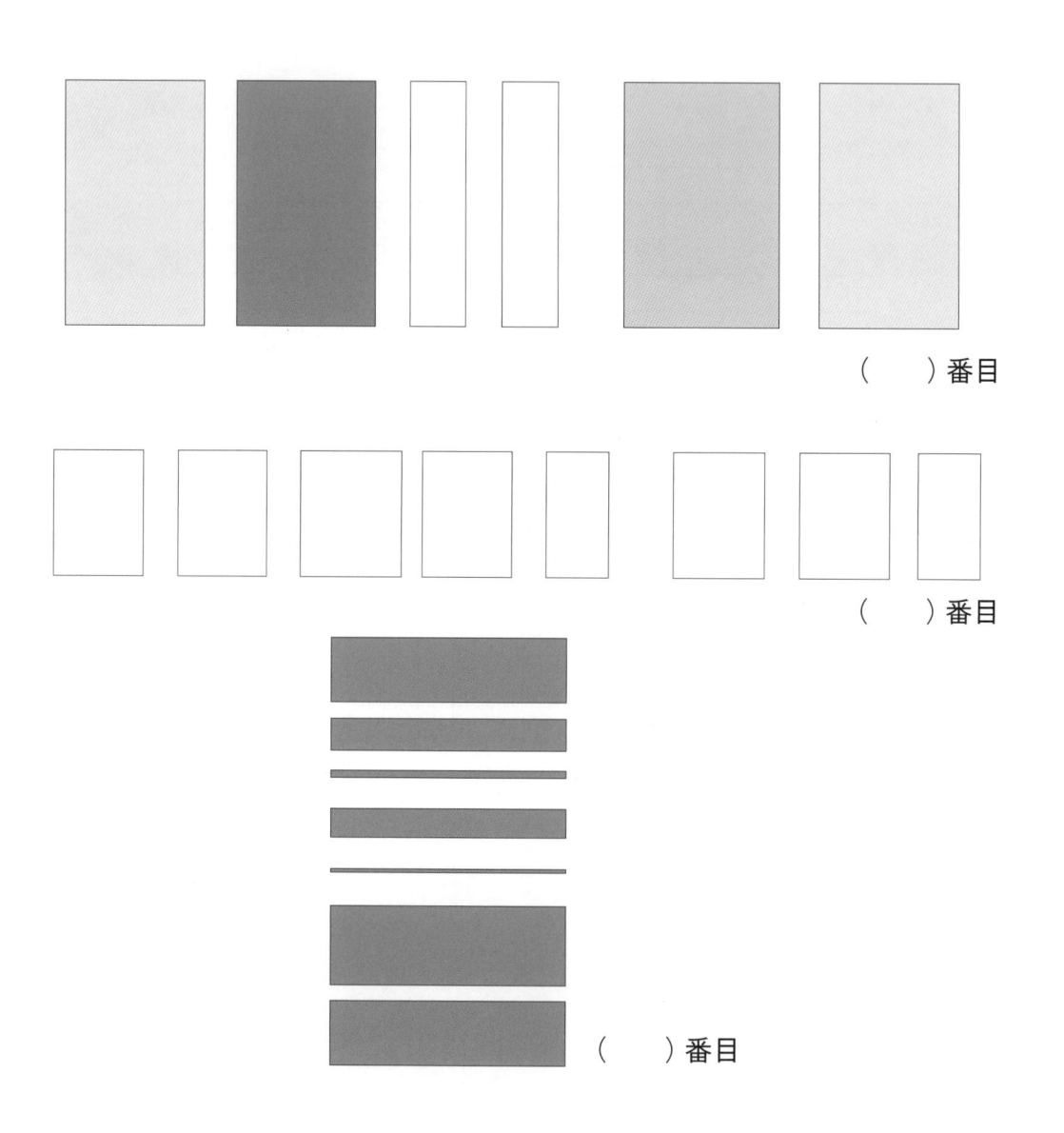

（　）番目

（　）番目

（　）番目

# 火曜日の練習35（5分）　言葉選び

下に長い文章があります。その中で「した」という言葉を選んで赤い丸を付けましょう。また、下の質問に答えましょう。

首都圏の自治体が連携した排ガス対策である。　排ガスからでる粒子状物質の浄化装置をつけると、それを装備したバスやトラック業者に補助金を出すことを自治体は明らかにした。　業者からも装備したいので、支援を求める要望が出ていた。大気保全課がしたことで、逼迫した財政状態のなかで精一杯した措置であるという。それでも都市圏の大気汚染はひどく、春先の乾燥した時期などは、マスクをしたくなるほどのほこりとちりが舞う。　排ガス対策とともに、車両制限、都市の緑化対策もした方がよい。

質問

1. この文章の中心的な話題は何でしょう？

2. この文章の提案は何でしょう？

## 火曜日の練習36（5分）　文字拾い

次に文脈のない文字の並びがあります。　その中で「と」という文字を選んで赤い丸で囲みましょう。それは何個ありましたか？


ねしとはかにこすとなあてしあいさときにおりあるこれのをものらなくとあいし
あてすわたさばさそしそといがいたいたあがえにとりじしまうになしかあやてい
とよなかどすはとこたりもてたつなみなつかとあがそきだあやなせこつにくえら
うとれつどとたあどらつつしばじのらちたろのてけたがそふあてすわたさばさそ
しそといがいたいたあがえにとりじしきもとまうになしかあやていとよなかどす
はとこたりもてたつなみなつもいとどかとあがそきだともあやなせこつにくえら
かうあでのるいてさくやしいかにいかくいうよきでみいのいらんほがうこうよう
としんしうとるすいせくいをくよりうぞうそのいせくがうゆちうよしでかなのり
とゆなかるえがんかうどはなみはんてのそるなくならかわかのただりくつをりと
ゆでまてしらへをうよいなるえしおにめたのんなばあでるえふがいよかくゆじい


　　　　　　　　　　　　　　　　　　　　　　　　　　（　　　個）

# 火曜日の練習37（10分）　書き写し

次の文章を下の枠内に書き写しましょう。その文章の漢字の使用文字数、ひらがなの使用文字数、カタカナの使用文字数を数えて下の［　］内に書きましょう。

首都圏の自治体が連携した排ガス対策である。　排ガスからでる粒子状物質の浄化装置をつけると、それを装備したバスやトラック業者に補助金を出すことを自治体は明らかにした。　業者からも装備したいので、支援を求める要望が出ていた。大気保全課がしたことで、逼迫した財政状態のなかで精一杯した措置であるという。それでも都市圏の大気汚染はひどく、春先の乾燥した時期などは、マスクをしたくなるほどのほこりとちりが舞う。　排ガス対策とともに、車両制限、都市の緑化対策もした方がよい。

1. 漢字の使用文字数　　　［　　　］　2. ひらがなの使用文字数［　　　　］

3. カタカナの使用文字数［　　　　］

## 火曜日の練習38（5分）　文字埋め

次の話のなかに文字の抜けが10個あります。　抜けている文字を赤ペンで書きいれましょう。



ゆとりのなかで、小・中学生の創造力を育成するとう新指導要項が、本来の意味で教育界に解釈さているのであうか？　また子供をもつ親にしみても、多くの親が子供を塾通いさせているとこをみると、基本的には現在の教育に満足ているとは考えにくい。塾通いが増えるであば、何のために教える内容を減らしてまでゆりを作りだたのか分からなくなる。　その点は皆はどう考えるかな。

**火曜日の練習39（5分）　足し算**

次に数字が勝手に並んでいます。隣の数を足して、その答えの下1桁の数を間に書き込みましょう。

```
例：
    8  1  9
  1  7  4  5
```

1 7 4 5 6 2 6 4 7 6 5 4 2 5 2 4
3 1 8 3 7 9 3 2 9 3 6 8 8 8 8 9
8 6 1 8 7 8 2 6 5 4 1 5 7 8 4 1
2 9 5 5 9 4 8 8 8 8 6 4 8 8 1 1
6 1 7 5 6 8 4 2 9 5 8 8 9 2 9 6
2 4 8 6 6 8 6 9 4 1 6 2 4 1 4 7
3 3 6 5 5 9 5 5 7 8 9 1 8 9 8 5
9 3 5 7 2 6 5 5 8 4 7 9 2 1 2 6
5 2 4 3 3 9 4 3 3 4 6 5 1 4 5 7
9 4 4 7 5 8 4 5 6 8 9 8 2 9 3 1
6 3 7 8 3 6 3 7 7 5 3 1 1 4 7 6
8 2 4 2 1 7 3 2 4 1 5 3 5 1 2 1
3 1 8 8 6 8 9 4 9 6 2 3 6 7 5 7
6 1 4 2 5 7 1 5 3 9 4 2 3 4 9 9
5 2 9 7 4 9 4
```
```

## 火曜日の練習40（5分）　注意力のまとめ

次のアンケートに答えて下さい。適切な番号に丸をしましょう。

|  | 全くない | 少しある | よくある |
|---|---|---|---|
| 1. 鍵をかけ忘れて外出する | 1 | 2 | 3 |
| 2. 衣服のボタンやチャックをしめていないことがある | 1 | 2 | 3 |
| 3. 仕事に集中できないことがある | 1 | 2 | 3 |
| 4. 50円と5円のコインを間違えたことがある | 1 | 2 | 3 |
| 5. 読み間違いがある | 1 | 2 | 3 |

## 練習の自己評価

今日の練習は100点満点で何点位になりますか？予想して書きましょう。

今日の練習はどうでしたか？下の項目で該当するものに○をつけて下さい。いくつ○をつけてもかまいません。

1. 楽しかった。

2. やるのが少し面倒くさかった。

3. 途中で嫌になった。

4. 途中で嫌になったが、我慢してやった。

5. 途中で嫌になったが、休んでまたやった。

6. 誰かと一緒にやると、もっと楽しいだろうと思った。

7. やり終わったら、とても疲れた。

その他感じたことを何でも書きましょう。

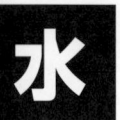

## 水曜日の練習　準備するもの：鉛筆かペン、色鉛筆、タイマー

水曜日の練習31（5分）　図形探し

左側の3つの図形の中で、一番右側の図形に近い図形を選んで丸を付けましょう。

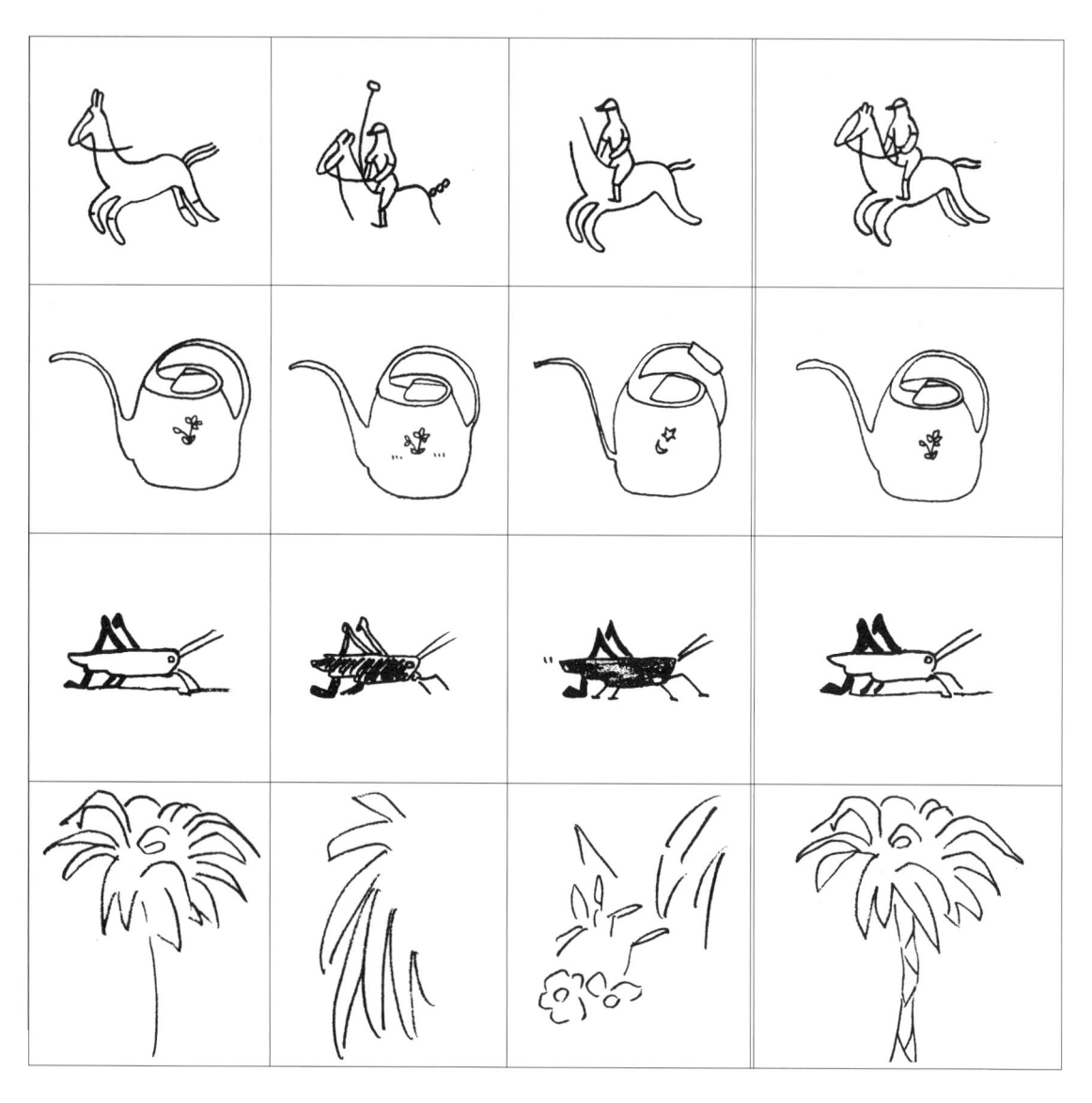

# 水曜日の練習32（10分）　読み書き取り

左列の1番上の文字と真ん中の列の1番上の文字、それから右列の1番上の文字を読んで下に書きましょう。ついで2段目も同じようにして下まで書いていきましょう。

|  |  |  |
|---|---|---|
| みちたのかきとのあるところでお | かしいのとさいるのりしろとする | いちがじにそになたいうものくう |

| | | | | |
|---|---|---|---|---|
| 1行目 みかい | 2行目 ちしち | 3行目 たいが | 4行目 ののじ | 5行目 かとに |
| 6行目 きさそ | 7行目 といに | 8行目 のるな | 9行目 あのた | 10行目 るりい |
| 11行目 としう | 12行目 ころも | 13行目 ろとの | 14行目 ですく | 15行目 おるう |

# 水曜日の練習33（10分）　図形の写し

下の図を、上下が逆になるように次のページに写しましょう。

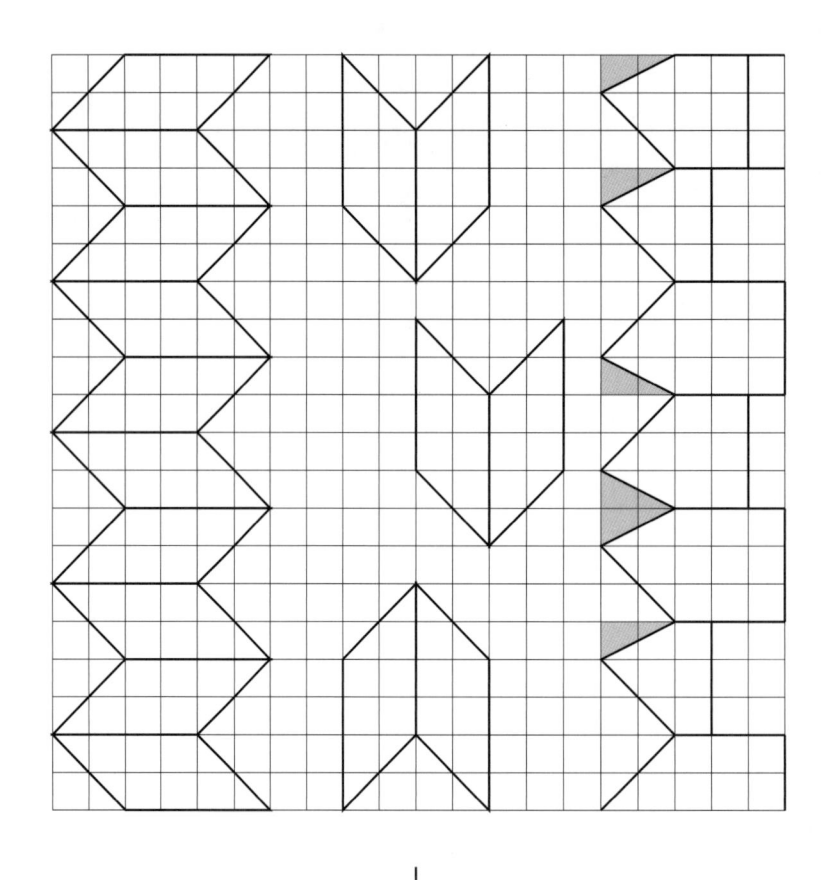

↓

## 水曜日の練習34（5分）　太さ選び

下にたくさんの長方形が書いてあります。いちばん太く見える縦長の形は右側から何番目か（　）の中に書いて下さい。また、いちばん細く見える横長の形は下から何番目か（　）の中に書きましょう。

（　）番目

（　）番目

（　）番目

# 水曜日の練習35（5分）　言葉選び

下に長い文章があります。その中で「ある」という言葉を選んで赤い丸を付けましょう。また、下の質問に答えましょう。

ある日、ある時間に、ある所での話ではないが、昨年イタリアのトリノの学会に行ったときのある話である。　せっかくイタリア北部の町にきたのであるので、もっと北のアルプスまで行きたい。トリノ駅で列車をみると、モダンというところ行きの列車がすぐに出る。　幸い関係の交通の時刻表をコピーしてあるので、ここがフランスであること、アルプスに入っていることは知っていた。　列車は、途中きれいな平原を通り、はるかにアルプスの山を見ながら1時間以上走るとどんどん高度があがってきた。　モダンまで乗ったのは、私の車両では私一人である。　それでも車掌はパスポートの提示を求めたのは2001年の話しであるから。　駅は本当のアルプスの山間にあるというので右も左も高い山並である。切り立った山肌のすぐ上に城壁のあとがあるのもよい。

質問

1. どこへ行ったときの話ですか？

2. この文章をひと口で表現すると何という題になりますか？

## 水曜日の練習36（5分）　文字拾い

次に文脈のない文字の並びがあります。　その中で「う」という文字を選んで赤い丸で囲みましょう。それは何個ありましたか？

ねしはかうにこすなあてしあいさときにおりあるこれのうをもうのらなくあいしてすわたさばさそしうそいがいたいたあがえにとりじしまうになしかあやていよなかどすはこたりもてたつなみうなつかあがそきだあやなせこつにうくうえらうれつどたあどらつつじのらちちたろのてけうたがそふてすわたさばさそしうそいがいたいたあとりうがとおりえにとりじしまうになうしかあやてうにくもいよなかはこたりもてたつなみうなつかうしあがそきうそだあやなせこつにうくうえらういよものるあがとあのきへうよじにえうぐすたつたりきるあでみなまやいかたもりだひもぎみでのうえとるあにんかんさのすぷるあのうとんほはきえらかるあでしなはのんねはのためともをじいてとぽすぱはうよしやしもでれそるあでりとひしたわはやしつれのしたわはのたつのでまんだもたきてつがあがどうこんどんど

　　　　　　　　　　　　　　　　　　　　　　　（　　　個）

# 水曜日の練習37（10分）　書き写し

次の文章を下の枠内に書き写しましょう。その文章の漢字の使用文字数、ひらがなの使用文字数、カタカナの使用文字数を数えて下の［　］内に書きましょう。

ある日、ある時間に、ある所での話ではないが、昨年イタリアのトリノの学会に行ったときのある話である。　せっかくイタリア北部の町にきたのであるので、もっと北のアルプスまで行きたい。トリノ駅で列車をみると、モダンというところ行きの列車がすぐに出る。　幸い関係の交通の時刻表をコピーしてあるので、ここがフランスであること、アルプスに入っていることは知っていた。　列車は、途中きれいな平原を通り、はるかにアルプスの山を見ながら1時間以上走るとどんどん高度があがってきた。　モダンまで乗ったのは、私の車両では私一人である。　それでも車掌はパスポートの提示を求めたのは2001年の話しであるから。　駅はアルプスの山間にあるというので右も左も高い山並である。切り立った山肌のすぐ上に城壁のあとがあるのもよい。

1. 漢字の使用文字数　　　［　　　　］　2. ひらがなの使用文字数　［　　　　］

3. カタカナの使用文字数　［　　　　］

## 水曜日の練習38（5分）　文字埋め

次の話のなかに文字の抜けが10個あります。　抜けている文字を赤ペンで書きいれましょう。

スパゲティというのは、ゆでたたんにたべることをかがえなければいけない食材である。　そこで、家族が少いのにたくんゆでることは鬼門であ。　それには100gづ区分けしておくのも1つアイデアである。　2種類の色や香り（？）の異なものを別々におしゃべりしながらゆでて、ああつのソースをそばにおいて、ゆで食べるのももしろいのではないか。

## 水曜日の練習39（5分）　足し算

次に数字が勝手に並んでいます。隣の数を足して、その答えの下1桁の数を間に書き込みましょう。

```
例：
     8  1  9
  1  7  4  5
```

1 7 4 5 6 2 6 4 7 6 5 4 2 5 2 4
3 1 8 3 7 9 3 2 9 3 6 8 8 8 8 9
8 6 1 8 7 8 2 6 5 4 1 5 7 8 4 1
2 9 5 5 9 4 8 8 8 6 4 8 8 1 1
6 1 7 5 6 8 4 2 9 5 8 8 9 2 9 6
2 4 8 6 6 8 6 9 4 1 6 2 4 1 4 7
3 3 6 5 5 9 5 5 7 8 9 1 8 9 8 5
9 3 5 7 2 6 5 5 8 4 7 9 2 1 2 6
5 2 4 3 3 9 4 3 3 4 6 5 1 4 5 7
9 4 4 7 5 8 4 5 6 8 9 8 2 9 3 1
6 3 7 8 3 6 3 7 7 5 3 1 1 4 7 6
8 2 4 2 1 7 3 2 4 1 5 3 5 1 2 1
3 1 8 8 6 9 4 9 6 2 3 6 7 1 5 7
6 1 4 2 6 7 1 5 3 9 4 2 3 4 9 9
5 2 9 7 4 9 4
```
```

## 水曜日の練習40（5分）　注意力のまとめ

次のアンケートに答えて下さい。適切な番号に丸をしましょう。

|  | 全くない | 少しある | よくある |
|---|---|---|---|
| 1. 原稿や紙の枚数を数え間違えたことがある | 1 | 2 | 3 |
| 2. 気が散りやすい | 1 | 2 | 3 |
| 3. 手紙を切手を貼らずに出すようなまちがえをしたことがある | 1 | 2 | 3 |
| 4. スーパーでお金が足りなくなったことがある | 1 | 2 | 3 |
| 5. 電気をつけっぱなしで出かけることがある | 1 | 2 | 3 |

## 練習の自己評価

今日の練習は100点満点で何点位になりますか？予想して書きましょう。

今日の練習はどうでしたか？下の項目で該当するものに○をつけて下さい。いくつ○をつけてもかまいません。

1. 楽しかった。

2. やるのが少し面倒くさかった。

3. 途中で嫌になった。

4. 途中で嫌になったが、我慢してやった。

5. 途中で嫌になったが、休んでまたやった。

6. 誰かと一緒にやると、もっと楽しいだろうと思った。

7. やり終わったら、とても疲れた。

その他感じたことを何でも書きましょう。

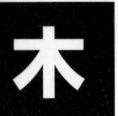

# 木曜日の練習　準備するもの：鉛筆かペン、色鉛筆、タイマー

木曜日の練習31（5分）　図形探し

左側の3つの図形の中で、一番右側の図形に近い図形を選んで丸を付けましょう。

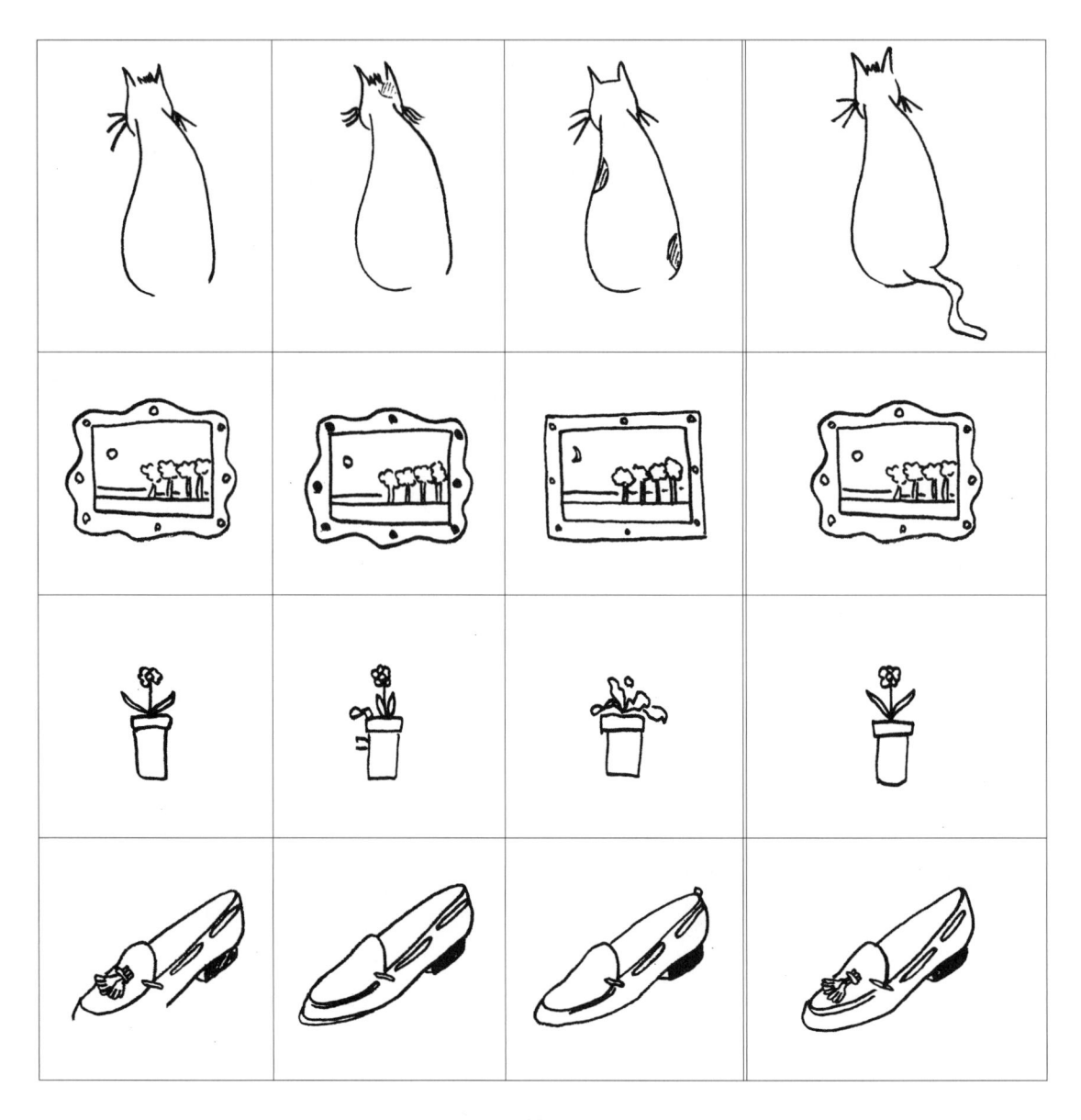

# 木曜日の練習32（10分）　読み書き取り

左列の1番上の文字と真ん中の列の1番上の文字、それから右列の1番上の文字を読んで下に書きましょう。ついで2段目も同じようにして下まで書いていきましょう。

```
                                            も
                            き               か
            ま               も               に
            ち               も               と
            に               の               も
            い               か               き
            つ               さ               な
            と               は               い
            あ               な               た
            り               に               い
            く               も               も
            な               わ               う
            つ               か               の
            の               ら               く
            は               な               う
            な               い
            つ
```

| 1行目 | 2行目 | 3行目 | 4行目 | 5行目 |

| 6行目 | 7行目 | 8行目 | 9行目 | 10行目 |

| 11行目 | 12行目 | 13行目 | 14行目 | 15行目 |

## 木曜日の練習33（10分）　図形の写し

下の図を、右側が上になるように次のページに写しましょう。

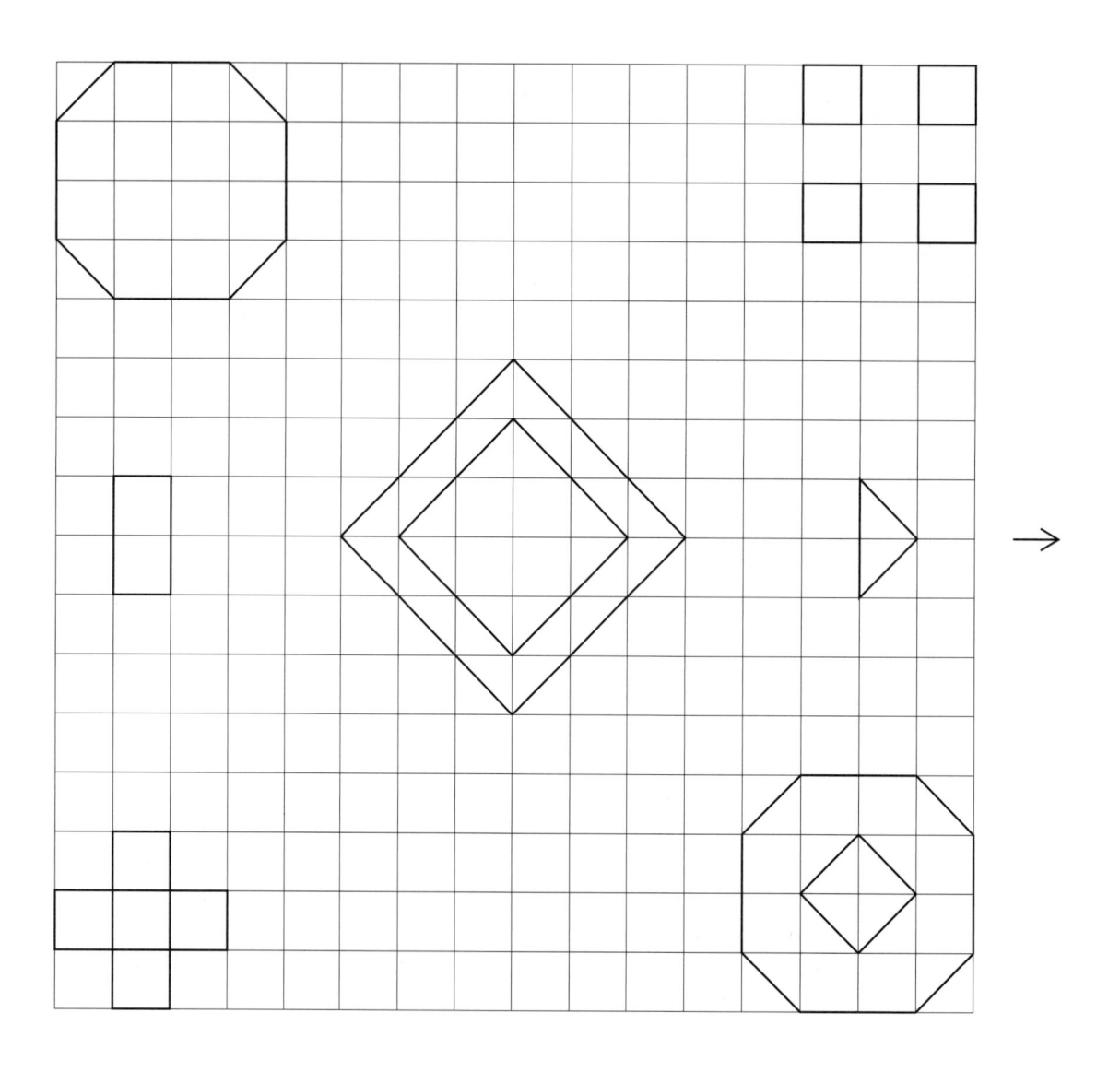

# 木曜日の練習34（5分）　太さ選び

下にたくさんの長方形が書いてあります。いちばん太く見える縦長の形は右側から何番目か（　）の中に書いて下さい。また、いちばん細く見える横長の形は下から何番目か（　）の中に書きましょう。

（　）番目

（　）番目

（　）番目

（　）番目

# 木曜日の練習35（5分）　言葉選び

下に長い文章があります。その中で「いう」という言葉を選んで赤い丸を付けましょう。また、下の質問に答えましょう。

第126回の芥川賞受賞作は、猛スピードで母はという長嶋有という人の作品にきまった。　何度か雪が降り、いよいよ積もりそうになると母は車のタイヤ交換を手伝わせた、という文章からはじまるスピード狂気味の母の話しである。　母と息子のかけあいが面白かったというわけでも、私に娘がいてそのかけあいになやまされているからというわけでもなく、しかし、久しぶりで終わりまで読んでしまった。多分私小説的であったので読みやすかったのであろう。いつも、芥川賞発表ということで文芸春秋は買うが、最近芥川賞作品が他の内容より面白かったためしがない。芥川賞作品は1/2読めればいいという感じであった。

質問

1. 何についての話ですか？

2. 本が読みやすかった理由は何ですか？

## 木曜日の練習36（5分）　文字拾い

次に文脈のない文字の並びがあります。　その中で「お」という文字を選んで赤い丸で囲みましょう。それは何個ありましたか？


ねしはかにこすなおてしあいさときにおりあるこれのをものらなくおいしおてす
わたさばさそしそいがいたいたおあがえにとりじしまうになしかあやていよなか
おどすはこたりもてたつなみなつかおあはそきだあやなせこつにくおえらうれい
つどたおどらつつじのらちたろのておたがそふわたさばさそひそいがいたいたお
あがえにとりじしおもしまうになしかあやていよなかもをかおどすおはこたりも
てたつなみなつかおあおりがみがそきだそとりあこみやなせこつにくおえらうれ
いおがろことるあでうよりうゆはれこしだたるれくてまのをいてぶはによしつい
ときつくいおはでこそりにいめうゆもんでがぶはるいつうではすのいたいだはて
いざいけとなるしばのかれおりますろしせやむいたにのもなきてうよひいだるれ
わくよにもととはのきのゆしいけつげなよのえりろがあでおつぶくよしうかつて


（　　　　個）

## 木曜日の練習37（10分）　書き写し

次の文章を下の枠内に書き写しましょう。その文章の漢字の使用文字数、ひらがなの使用文字数、カタカナの使用文字数を数えて下の［　］内に書きましょう。

第126回の芥川賞受賞作は、猛スピードで母はという長嶋有という人の作品にきまった。　何度か雪が降り、いよいよ積もりそうになると母は車のタイヤ交換を手伝わせた、という文章からはじまるスピード狂気味の母の話しである。　母と息子のかけあいが面白かったというわけでも、私に娘がいてそのかけあいになやまされているからというわけでもなく、しかし、久しぶりで終わりまで読んでしまった。多分私小説的であったので読みやすかったのであろう。いつも、芥川賞発表ということで文芸春秋は買うが、最近芥川賞作品が他の内容より面白かったためしがない。芥川賞作品は1/2読めればいいという感じであった。

1. 漢字の使用文字数　　［　　　　］　2. ひらがなの使用文字数　［　　　　］

3. カタカナの使用文字数　［　　　　］

## 木曜日の練習38（5分）　文字埋め

次の話のなかに文字の抜けが10個あります。　抜けている文字を赤ペンで書きいれましょう。

ハーブは香辛料として使う植物であが、ローリエのよな月桂樹の木の葉とともによく使われる。代表的なものに、タイムやセージ、ローズマリー、オレガノ、バジルなど現在では大体のスーパーで売っいる。ハーブガーデンも有名にり、そこではおいいクッキーと一緒にハーブティを飲まてくれる。ただし、これは有料であるところがおい。一般によい匂いは油にとる分子であるので、ハーブオイルはまた別のたのしがある。そのまま料理にかけたり、パンにつけてみてくだい。

**木曜日の練習39（5分）　足し算**

次に数字が勝手に並んでいます。隣の数を足して、その答えの下1桁の数を間に書き込みましょう。

```
例：
     8   1   9
  1   7   4   5
```

1 7 4 5 6 2 6 4 7 6 5 4 2 5 2 4
3 1 8 3 7 9 3 2 9 3 6 8 8 8 8 9
8 6 1 8 7 8 2 6 5 4 1 5 7 8 4 1
2 9 5 5 9 4 8 8 8 8 6 4 8 8 1 1
6 1 7 5 6 8 4 2 9 5 8 8 9 2 9 6
2 4 8 6 6 8 6 9 4 1 6 2 4 1 4 7
3 3 6 5 5 9 5 5 7 8 9 1 8 9 8 5
9 3 5 7 2 6 5 5 8 4 7 9 2 1 2 6
5 2 4 3 9 4 3 3 4 6 5 1 4 5 7
9 4 4 7 5 8 4 5 6 8 9 8 2 9 3 1
6 3 7 8 3 6 3 7 7 5 3 1 1 4 7 6
8 2 4 2 1 7 3 2 4 1 5 3 5 1 2 1
3 1 8 8 6 9 4 9 6 2 3 6 7 1 5 7
6 1 4 2 5 7 1 5 3 9 4 2 3 4 9 9
5 2 9 7 4 9 4
```
```

## 木曜日の練習40（5分）　注意力のまとめ

次のアンケートに答えて下さい。適切な番号に丸をしましょう。

|  | 全くない | 少しある | よくある |
|---|---|---|---|
| 1. 日にちをまちがえたことがある | 1 | 2 | 3 |
| 2. 文章を書くとき書き落としがある | 1 | 2 | 3 |
| 3. 値段や広告を写す時写しまちがえる | 1 | 2 | 3 |
| 4. スーパーでお金を払う時に財布を持ってないことがある | 1 | 2 | 3 |
| 5. 人のものを自分のものと間違える | 1 | 2 | 3 |

## 練習の自己評価

今日の練習は100点満点で何点位になりますか？予想して書きましょう。

今日の練習はどうでしたか？下の項目で該当するものに○をつけて下さい。いくつ○をつけてもかまいません。

1. 楽しかった。

2. やるのが少し面倒くさかった。

3. 途中で嫌になった。

4. 途中で嫌になったが、我慢してやった。

5. 途中で嫌になったが、休んでまたやった。

6. 誰かと一緒にやると、もっと楽しいだろうと思った。

7. やり終わったら、とても疲れた。

その他感じたことを何でも書きましょう。

# 金曜日の練習　準備するもの：鉛筆かペン、色鉛筆、タイマー

金曜日の練習31（5分）　図形探し

左側の図形の中で一番右側の図形にある部分を選んで、その部分に色を塗りましょう。

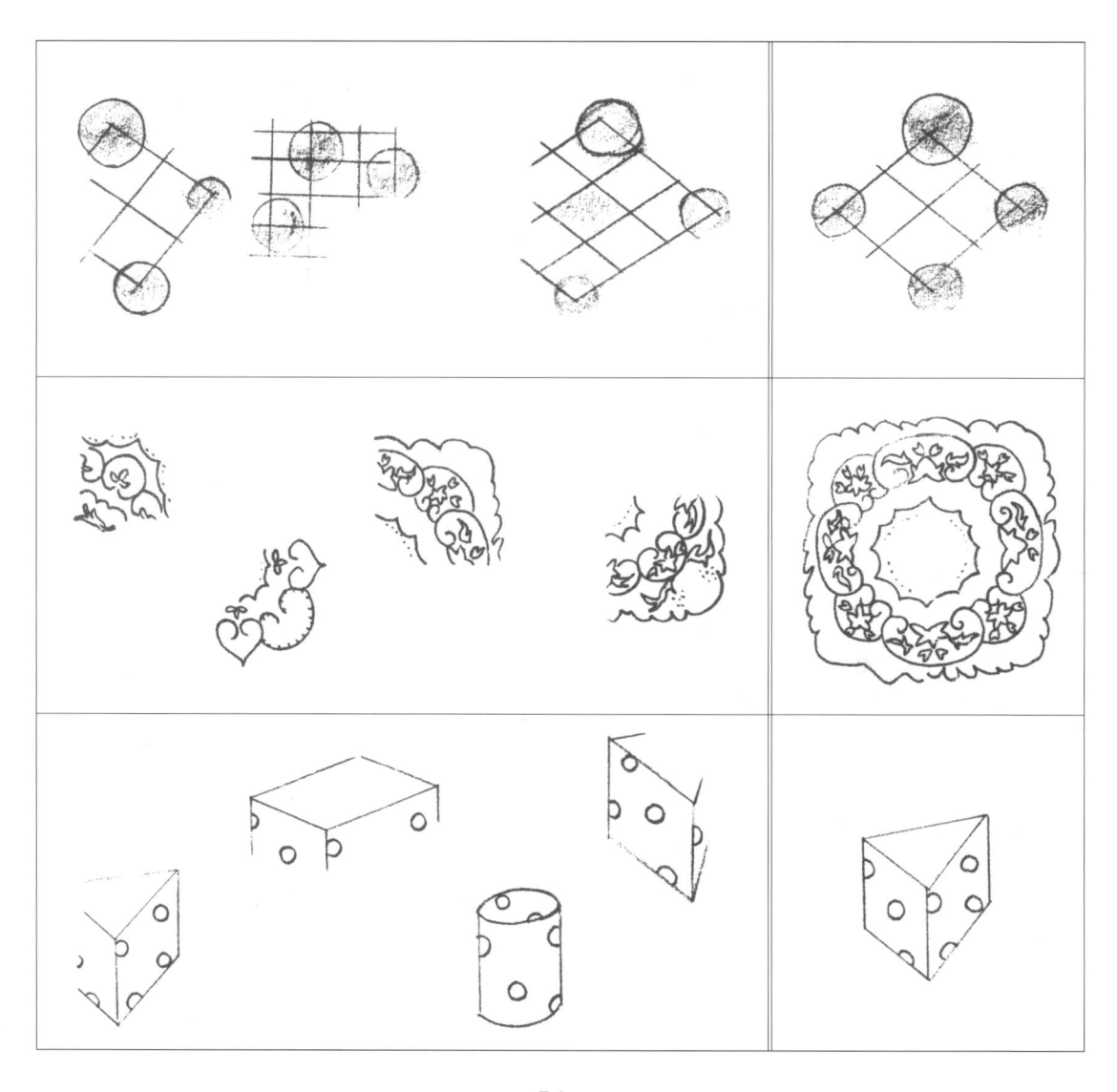

## 金曜日の練習32（10分）　読み書き取り

左列の1番上の文字と真ん中の列の1番上の文字、それから右列の1番上の文字を読んで下に書きましょう。ついで2段目も同じようにして下まで書いていきましょう。

右列（縦書き）：
そ
れわ
じも
にろ
なた
の
にも
の
く
う

中列（縦書き）：
い
も
に
もた
お
れま
す
も
う
す
こ
し
い

左列（縦書き）：
が
く
せ
い
じ
だい
に
よ
く
ない
こ
と
の

| 1行目 | 2行目 | 3行目 | 4行目 | 5行目 |
| --- | --- | --- | --- | --- |
| 6行目 | 7行目 | 8行目 | 9行目 | 10行目 |
| 11行目 | 12行目 | 13行目 | 14行目 | 15行目 |

## 金曜日の練習33（10分）　図形の写し

下の図を、上下が逆になるように次のページに写しましょう。

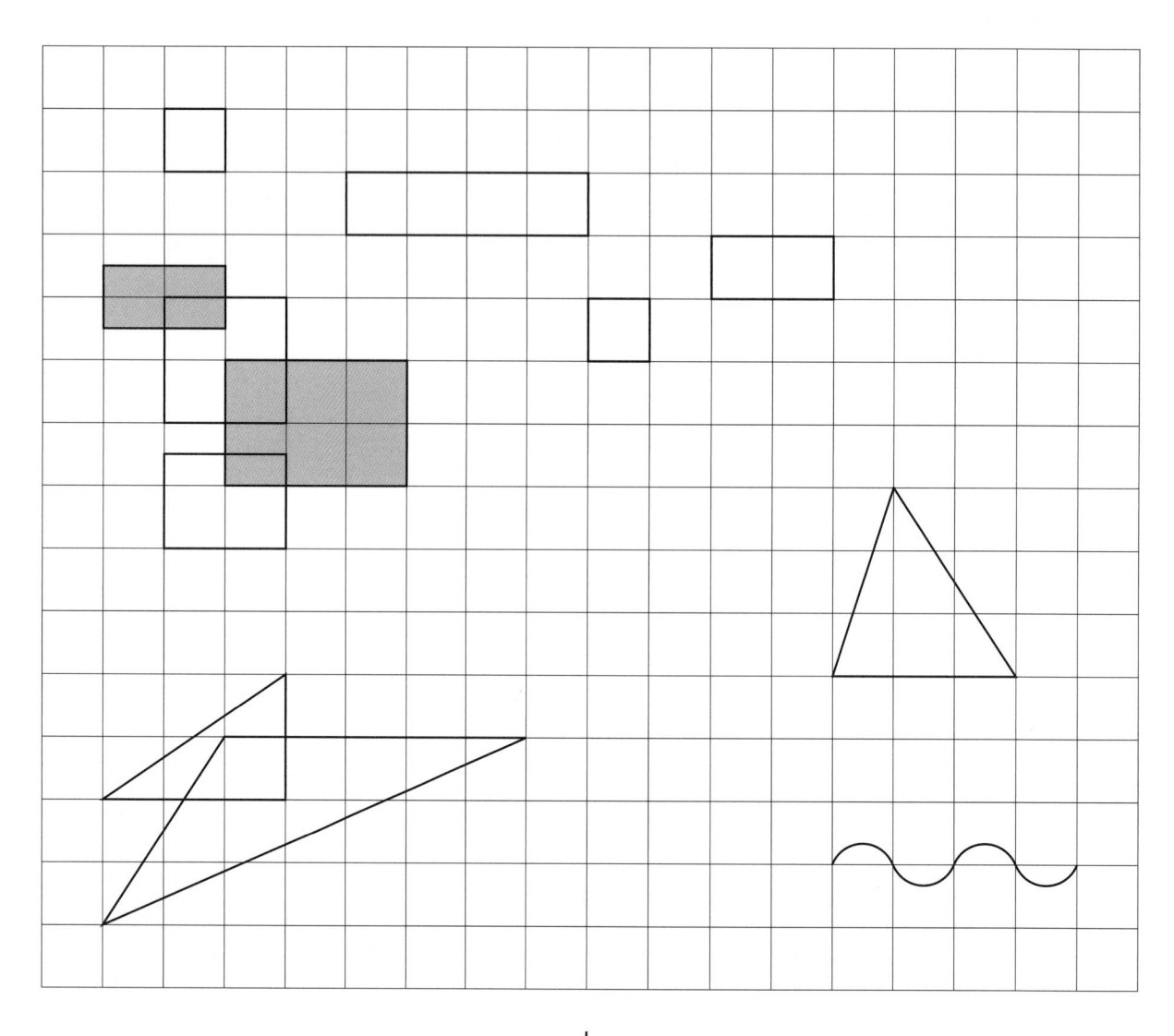

↓

56

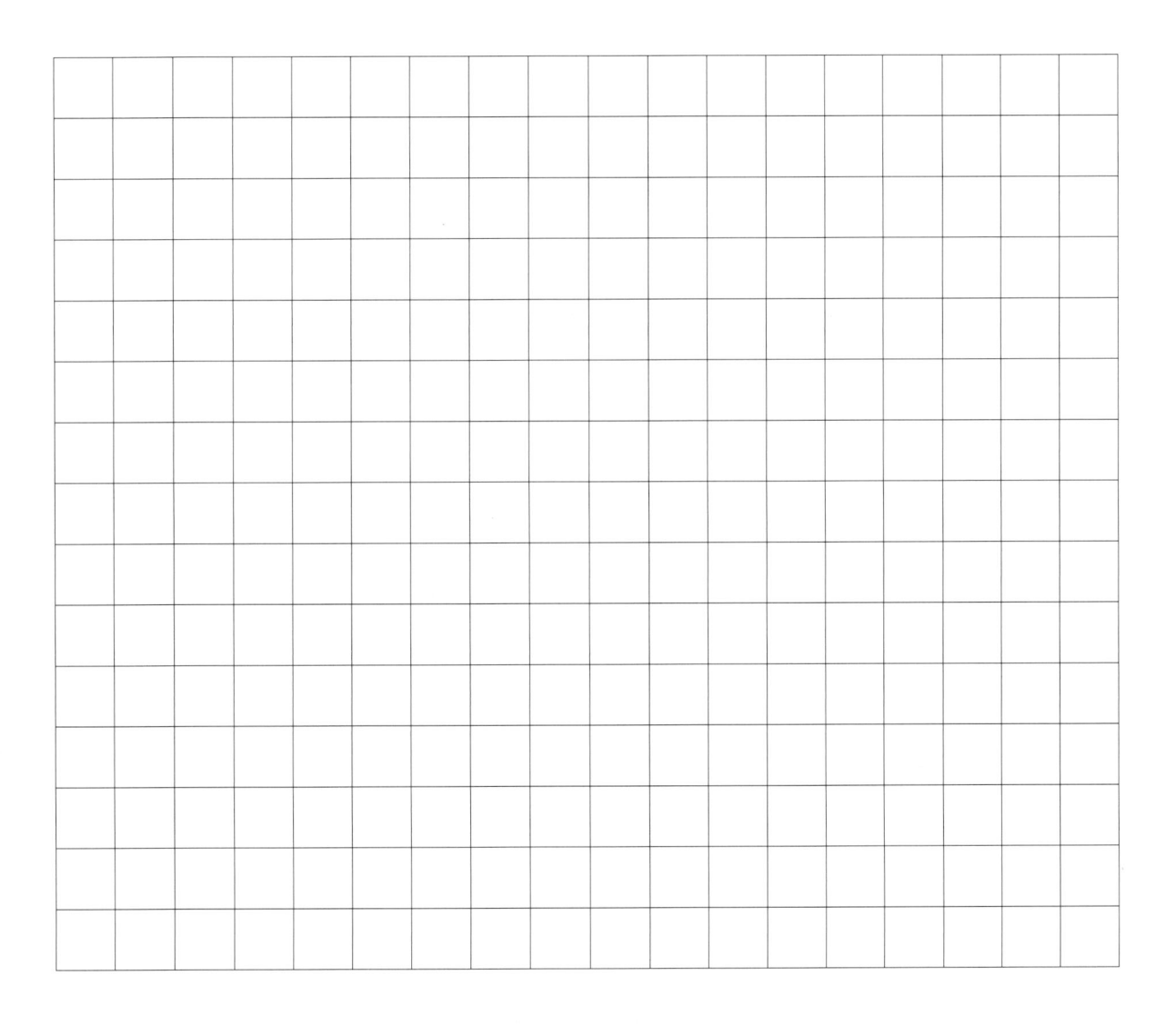

**金曜日の練習34（5分）　太さ選び**

下にはたくさんの長方形が書いてあります。いちばん太く見える縦長の形は右側から何番目か（　）の中に書いて下さい。また、いちばん細く見える横長の形は下から何番目か（　）の中に書きましょう。

（　）番目

（　）番目

（　）番目

# 金曜日の練習35（5分）　言葉選び

下に長い文章があります。その中で「いろ、色」という言葉を選んで赤い丸を付けましょう。また、下の質問に答えましょう。

本当かどうかしらないが、イタリアの国旗の3色のうち緑色はオリーブ、白色はニンニク、赤色はトマトを表しているという人がいる。　多分料理に関係しているので、そのように解釈したのであろう。　しかしうまく表現できたものである。　国旗の3色で有名であるのは、フランス国旗で、それは赤色、白色、青色のシュガーアーモンドの色となっていろいろなところでおめにかかる。　アイルランドの国旗も中が白色の3色で、緑色と白色まではイタリアと同じであるが、赤色が茶系の色になっている。

質問

1. 何についての話ですか？



2. 緑と白と茶色で想像する食材は、それぞれ何ですか？

　　　緑

　　　白

　　　茶

## 金曜日の練習36（5分）　文字拾い

次に文脈のない文字の並びがあります。　その中で「い」という文字を選んで赤い丸で囲みましょう。それは何個ありましたか？

ねしはかにこすないてしあいさときにおりあるこれのをものらなくあいしいてす
わたさばさそしそいがいたいたあがえにとりじしまうになしかあやていよなかど
すはこたりもてたつなみなつかあがそきだいやなせこつにいくえらうれつどたら
あどらつつじのらちたろのともてけたいがそふわたばさそしそいがいたいたいあ
がえにとりじしまうになしかあやていよなしかいかどいもすはこやりもてたつな
みなつかあがそきだいやなせここいつにいくえらいといういりばんそどれつどた
るいてつなにろいのいけやちがろいかあがるあでじなおとありたいはでまくよし
とひういとるいてしわらあをとまはろいかあくにんにはろしぶりおはろいりどみ
ちうのくよしんさのきつこのありたいがいならしかうどかうとんほるあでのもた
きでんげうよひくまうしかでくよしのろいろしがかなのどんらるいあにめおでろ

（　　　個）

# 金曜日の練習37（10分）　書き写し

次の文章を下の枠内に書き写しましょう。その文章の漢字の使用文字数、ひらがなの使用文字数、カタカナの使用文字数を数えて下の［　］内に書きましょう。

本当かどうかしらないが、イタリアの国旗の3色のうち緑色はオリーブ、白色はニンニク、赤色はトマトを表しているという人がいる。　多分料理に関係しているので、そのように解釈したのであろう。　しかしうまく表現できたものである。　国旗の3色で有名であるのは、フランス国旗で、それは赤色、白色、青色のシュガーアーモンドの色となっていろいろなところでおめにかかる。　アイルランドの国旗も中が白色の3色で、緑色と白色まではイタリアと同じであるが、赤色が茶系の色になっている。

1. 漢字の使用文字数　　　［　　　　］　2. ひらがなの使用文字数［　　　　　］

3. カタカナの使用文字数［　　　　］

## 金曜日の練習38（5分）　文字埋め

次の話のなかに文字の抜けが10個あります。　抜けている文字を赤ペンで書きいれましょう。

老後を自分たで支え合う計画作りをするグループが、いろいなところでかがえられている。　これは、たなるボランティアグループとしてばかりでな、non-profit organization　つり非営利団体NPO法人として設立され、利用料金をとって、一部報酬、一部運営費として使われているところもあ。

　会員制度にて、直接に支援にまわる会員と、支援を受けるがわの会員がるが、営利的な会社組織より、利用者と提供者と距離が近いことが1つの特徴である。

# 金曜日の練習39（5分）　足し算

次に数字が勝手に並んでいます。隣の数を足して、その答えの下1桁の数を間に書き込みましょう。

```
例：
      8   1   9
   1   7   4   5
```

1 7 4 5 6 2 6 4 7 6 5 4 2 5 2 4
3 1 8 3 7 9 3 2 9 3 6 8 8 8 8 9
8 6 1 8 7 8 2 6 5 4 1 5 7 8 4 1
2 9 5 5 9 4 8 8 8 8 6 4 8 8 1 1
6 1 7 5 6 8 4 2 9 5 8 8 9 2 9 6
2 4 8 6 6 8 6 9 4 1 6 2 4 1 4 7
3 3 6 5 5 9 5 5 7 8 9 1 8 9 8 5
9 3 5 7 2 6 5 5 8 4 7 9 2 1 2 6
5 2 4 3 9 3 4 3 4 6 5 1 4 5 7
9 4 4 7 5 8 4 5 6 8 9 8 2 9 3 1
6 3 7 8 3 6 3 7 7 5 3 1 1 4 7 6
8 2 4 2 1 7 3 2 4 1 5 3 5 1 2 1
3 1 8 8 6 9 4 9 6 2 3 6 7 1 5 7
6 1 4 2 5 7 1 5 3 9 4 2 3 4 9 9
5 2 9 7 4 9 4

## 金曜日の練習40（5分）　注意力のまとめ

次のアンケートに答えて下さい。適切な番号に丸をしましょう。

|  | 全くない | 少しある | よくある |
|---|---|---|---|
| 1. 私は文章を書くのが遅くなった | 1 | 2 | 3 |
| 2. 相手に間違ったものを渡してしまうことがある | 1 | 2 | 3 |
| 3. 掃除をするときやり残しがでる | 1 | 2 | 3 |
| 4. スーパーで品物を選び間違えることがある | 1 | 2 | 3 |
| 5. 傘を忘れる | 1 | 2 | 3 |

## 練習の自己評価

今日の練習は100点満点で何点位になりますか？予想して書きましょう。

今日の練習はどうでしたか？下の項目で該当するものに○をつけて下さい。いくつ○をつけてもかまいません。

1. 楽しかった。

2. やるのが少し面倒くさかった。

3. 途中で嫌になった。

4. 途中で嫌になったが、我慢してやった。

5. 途中で嫌になったが、休んでまたやった。

6. 誰かと一緒にやると、もっと楽しいだろうと思った。

7. やり終わったら、とても疲れた。

その他感じたことを何でも書きましょう。